ARCHIV FÜR TIERERNÄHRUNG

UNTER MITWIRKUNG VON

Prof. Dr. Dr. W. Lenkeit, Göttingen. Prof. Dr. K. Nehring, Rostock
Prof. Dr. Dr. Dr. h. c. Dr. h. c. A. Scheunert, Potsdam-Rehbrücke
Prof. Dr. Dr. W. Wöhlbier, Stuttgart-Hohenheim

HERAUSGEGEBEN VON

ERNST MANGOLD
Prof. Dr. med. Dr. phil. Dr. med. vet. h. c. Dr. agr. h. c. Dr. agr. h. c.
Direktor des Instituts für Tierernährungslehre
der Humboldt-Universität Berlin

3. BAND
MAI-JUNI 1953
HEFT
6

AKADEMIE-VERLAG · BERLIN

ARCH. TIERERNÄHRUNG · 3. BAND NR. 6 · S. 325–388 · BERLIN · MAI-JUNI 1953

INHALT

Das Archiv für Tierernährung erscheint zweimonatlich in Heften zu 64 Seiten im Format 17,5 × 25 cm. Der Preis des Heftes beträgt DM 8,50. 6 Hefte werden zu einem Band vereinigt. Der Besteller muß sich zur Abnahme eines Bandes verpflichten. Die Hefte werden jeweils einzeln berechnet. Im Jahre erscheint nicht mehr als 1 Band. Bestellungen werden direkt an den Akademie-Verlag GmbH., Berlin W 8, Mohrenstraße 39 oder über eine wissenschaftliche Buchhandlung erbeten.

Manuskriptsendungen — zugelassen sind die vier Kongreßsprachen — sind an den Herausgeber, Herrn Prof. Dr. Ernst Mangold, Berlin N 4, Invalidenstr. 42, zu richten. Mit der Veröffentlichung geht das alleinige Verlagsrecht an das Archiv für Tierernährung über. Daher müssen Arbeiten, die bereits an anderer Stelle veröffentlicht worden sind, zurückgewiesen werden. Die Verfasser verpflichten sich, Manuskripte, die vom Archiv für Tierernährung angenommen worden sind, nicht an anderer Stelle zu veröffentlichen.

Die Verfasser erhalten von größeren wissenschaftlichen Arbeiten 50 Sonderdrucke unentgeltlich. Den Manuskripten beiliegende Zeichnungen müssen sauber, in zweifacher Größe ausgeführt sein. Wenn sie nicht voll reproduktionsfähig nach den Vorschriften des Normblattes DIN 474 eingereicht werden, ist die Beschriftung nur mit Bleistift einzutragen. Zur Herstellung von Netzätzungen sind nur einwandfreie Photographien brauchbar.

Für alle Literaturzitate sind die Vorschriften des Normblattes DIN 1502 und 1502 Beiblatt I maßgebend. Die Zitate müssen den Verfasser (mit den Anfangsbuchstaben der Vornamen), den vollständigen Titel der Arbeit und die Quelle mit Band, Seitenzahl und Erscheinungsjahr enthalten. Das Literaturverzeichnis soll alphabetisch geordnet sein.

Herausgeber und verantwortlich für den Inhalt: Prof. Dr. med. Dr. phil. Dr. med. vet. h. c. Dr. agr. h. c. Dr. agr. h. c. Ernst Mangold, Berlin N 4, Invalidenstraße 42 (Fernruf 42 96 64). Verlag: Akademie-Verlag GmbH., Berlin W 8, Mohrenstraße 39 (Fernruf: 20 03 86); Postscheckkonto: 350 21. Bestell- und Verlagsnummer dieses Heftes: 1010/III/6. Das Archiv für Tierernährung erscheint vorläufig jährlich in 1 Band zu 6 Heften. Bezugspreis je Einzelheft DM 8.50, ausschließlich Porto und Verpackung. Satz und Druck: Robert Noske, Borna (Bez. Leipzig). Veröffentlicht unter der Lizenz-Nr. 1213 des Amtes für Literatur und Verlagswesen der Deutschen Demokratischen Republik. Printed in Germany.

ARCHIV FÜR TIERERNÄHRUNG

UNTER MITWIRKUNG VON

Prof. Dr. Dr. W. Lenkeit, Göttingen. Prof. Dr. K. Nehring, Rostock
Prof. Dr. Dr. Dr. h. c. Dr. h. c. A. Scheunert, Potsdam-Rehbrücke
Prof. Dr. Dr. W. Wöhlbier, Stuttgart-Hohenheim

HERAUSGEGEBEN VON

ERNST MANGOLD
Prof. Dr. med. Dr. phil. Dr. med. vet. h. c. Dr. agr. h. c. Dr. agr. h. c.
Direktor des Instituts für Tierernährungslehre
der Humboldt-Universität Berlin

3. BAND

1953

AKADEMIE-VERLAG · BERLIN

ARCH. TIERERNÄHRUNG · 3. BAND HEFT 1–6 · BERLIN · JULI 1952 BIS JUNI 1953

Inhalt des 3. Bandes

Aus dem Institut für Tierzucht der Martin-Luther-Universität Halle-Wittenberg
(Direktor: Prof. Dr. W. WUSSOW)

J. H. WENIGER und K. FUNK

UNTERSUCHUNGEN ÜBER DEN CALCIUM- UND PHOSPHOR-GEHALT GANZER SCHWEINEKÖRPER

Der Tierkörper setzt sich zusammen aus organischen und anorgainschen Bestandteilen, welche letztere gegenüber den organischen Anteilen, wie Fleisch und Fett, zwar stark zurücktreten, aber für den Aufbau des Tierkörpers und den Ablauf der normalen Lebensvorgänge von großer Bedeutung sind. Zum größten Teil werden sie im Skelett abgelagert. Die *anorganischen* Bestandteile in Form der Mineralstoffe sind wichtig für die Regelung der Wasserstoff-ionen-Konzentration, des osmotischen Druckes, des Stoffwechsels, des Quellungszustandes der Kolloide und haben ferner noch Aufgaben zu erfüllen bei der katalytischen Beschleunigung von chemischen Umsetzungen und fermentativen Prozessen. Weiter ist die Vitamin- und Hormonwirkung maßgeblich durch ihre Anwesenheit bedingt. Besonders augenfällig für die Praxis wird die hohe Bedeutung der Mineralstoffe bei den sogenannten Mangelkrankheiten. Die Rachitis tritt bei allen Tierarten bei einer starken Verschiebung des Ca : P-Verhältnisses auf und wird verstärkt durch das Fehlen von Vitamin D. Wir wissen, daß die Anämie unserer Haustiere, die Schnüffelkrankheit des Schweines und Defekte der Haut und des Haarkleides meist ihren Ursprung im Mineralstoffmangel haben. Besonders sei auch auf die Erscheinung der Sterilität hingewiesen, deren Auftreten durch Phosphormangel im mineralstoffarmen Futter gefördert wird.

Weitere komplizierte Wechselvorgänge zwischen den Mineralstoffen, Vitaminen und Hormonen, die unter bestimmten Bedingungen zur Auslösung von Krankheiten führen können, bedürfen noch weiterer Klärung.

In der vorliegenden Arbeit beschränkten wir uns lediglich auf die *Ermittlung des Calcium- und des Phosphorgehaltes im Schweinekörper*. Trotzdem uns die moderne Mineralstoff- und Vitaminforschung immer wieder die Wichtigkeit der Spurenelemente vor Augen führt, bilden dennoch Calcium und Phosphor die mengenmäßig wesentlichsten anorganischen Bestandteile des tierischen Organismus. Eine genaue Kenntnis ihrer Bedeutung und ihres mengenmäßigen Auftretens ist daher für die praktische Tierernährung von Wichtigkeit, da wir diese Mineralien zufüttern müssen, während in einer normalen abwechslungsreichen Fütterung die Spurenelemente bis auf Ausnahmefälle (z. B. Heide-Moor-Krankheit) ausreichend vorhanden sind.

Unter den anorganischen Bestandteilen im Tierkörper stehen die Calcium- und Phosphorsalze an erster Stelle. Es gibt keinen tierischen Organismus, kein Organ, keine tierische Zelle, in denen man nicht *Calcium* hätte nachweisen können. Allerdings sind die Calcium-Mengen in den Organen und Muskeln verhältnismäßig gering, da sie zum größten Teil, etwa zu 98%, in Form anorganischer Salze im Skelett abgelagert sind. Im Blute findet sich das Calcium in diffusibler Form als anorganisches Salz und in nicht diffusibler Form an Eiweißkörper gebunden. Eventuell ist noch im Blute mit kolloidalem Calciumphosphat zu rechnen. In welcher Form das Calcium in den Zellen, Geweben und Säften enthalten sein mag, ist noch nicht aufgeklärt. Es ist ein wesentlicher Bestandteil der lebenden Substanz, und fundamental wichtige Äußerungen sind an dieses Element gebunden. So beeinflußt es die Permeabilität der Membranen und reguliert die vegetativ gesteuerten Organe. Auch für die Blutgerinnung ist es von besonderer Bedeutung. Das Element ist als Baustein des Protoplasmas und im besonderen Maße zum Aufbau spezieller Gewebe erforderlich. Dies trifft besonders für die Knochen und die Zähne [12] zu.

Über die Resorption der Calciumsalze und ihre Ausnutzung finden wir ausführliche Darstellungen bei FELIX [5], LANG und RANKE [12] und MANGOLD [15].

Der *Phosphor* findet sich im Tierkörper in bedeutender Menge und kommt in mannigfacher Bindungsform vor. Im Blut und Gewebe finden sich anorganische Phosphorverbindungen, die für die Regulierung mannigfaltigster Reaktionen verantwortlich sind. Hierher gehört vor allem primäres und sekundäres Phosphat, welches mehr in den Zellen als in der Körperflüssigkeit enthalten ist, und regulierend auf die Wasserstoffionen-Konzentration wirkt. Ferner dient das anorganische Phosphat dem Aufbau lebenswichtiger Phosphorverbindungen, wie wasserlösliche Ester in den Muskeln, Phosphatide im Protoplasma und der Nervensubstanz und Nukleoproteide hauptsächlich in den Zellkernen [14, 10].

Wie das Calcium, so ist auch der Phosphor in überwiegendem Maße im Skelett vorhanden, in Form von Hydroxyl-Apatit mit geringen Anteilen an Calcium-Carbonat.

Die wichtigsten funktionellen Organgebilde, die Zellkerne und die höchstorganisierten Gewebe, das Gehirn und die Nerven sind besonders reich an organischen Phosphorverbindungen, ein Hinweis auf seine hohe physiologische Bedeutung. Mit dieser stichwortartigen Beleuchtung bei entsprechenden Literaturangaben sollte nochmals kurz auf die Bedeutung und Aufgaben der Elemente Calcium und Phosphor im Tierkörper hingewiesen werden.

Bei den im hiesigen Institut laufenden zahlreichen *Ausschlachtungsversuchen an Schweinen*, die zunächst anderen und zwar züchterischen Fragestellungen dienten, erweiterten wir unsere chemischen Untersuchungen über den Nährstoffgehalt ganzer Schweinekörper verschiedener Gewichtsklassen auch auf *Mineralstoffbestimmungen*. Unsere chemischen Untersuchungen wurden im Zusammenhang mit dem Gesamtfutteraufwand einer bestimmten Mastzeit durchgeführt und erstreckten sich am Tier auf die Nährstoffbestimmungen im Blut, sämtlichen Innereien, im Fleisch, im Fett, Knochen und Schwarten und im gesamten Abfall. In den oben aufgeführten Teilen nahmen wir nun ebenfalls Mineralstoffuntersuchungen vor, so daß am Ende der Untersuchungen nicht nur der Nährstoffgehalt für das ganze Tier, sondern auch der Gehalt an Calcium und Phosphor ermittelt werden konnte.

Die Veranlassung für derartige Mineralstoffanalysen ergab sich für uns aus folgenden Gründen. In der bis jetzt vorliegenden Literatur wurden lediglich im Jahre 1883 Mineralstoffanalysen von J. B. LAWES und J. H. GILBERT [13] an Schweinen vorgenommen, auf die sich sogar neuere und neueste Lehrbücher in Ermangelung späterer Untrsuchungen beziehen müssen. Für die heutigen Belange scheint die umfangreiche Arbeit obiger Autoren jedoch aus mehreren Gründen, die später zur Sprache kommen, nicht mehr zu genügen. Ferner liegen spezielle Angaben über die Untersuchung einzelner Körperteile nicht vor und ebenso decken sich, wie noch zu zeigen sein wird, die damaligen Rassen und Typen bei Schweinen in England so wenig mit unseren heutigen, daß eine Anwendbarkeit des ermittelten Zahlenmaterials für uns in Frage gestellt ist.

Mit Fleischanalysen vom Schwein befaßten sich KATZ [11] und FEDER [4], während FRANCIS und TROWBRIDGE [6] und HALL und EMMETT [9] nur Phosphorbestimmungen gewisser Fleischstücke am lebenden Rind ausführten. FORBES [8] untersuchte sowohl Fleisch vom Schwein bestimmter Partien, als auch einzelne Innereien auf ihren Phosphorgehalt im Zusammenhang mit der Fütterung. Und schließlich sind bei MANGOLD [15] noch Werte für Mineralstoffuntersuchungen vom Schweineblut angegeben.

Wie diese kurze Literaturzusammenstellung zeigt, liegen auf dem Gebiete der Calcium- und Phosphoruntersuchungen an Schweinen wenige zusammenhängende Ergebnisse vor, die einer Ergänzung bedürfen.

Weiter hielten wir derartige Ermittlungen für wichtig, da die Mineralstoffwechseluntersuchungen in Form einer Calcium- und Phosphorbilanz auf Schwierigkeiten stoßen. Die Ergebnisse können dadurch verschleiert werden, daß der Organismus nicht nur Calcium und Phosphor aus dem Futter aufnimmt, sondern auch unter bestimmten Voraussetzungen, die uns bisher noch nicht vollkommen bekannt sind, Calcium und Phosphor abgeben kann. Eine möglichst vollständige Untersuchung des gesamten Schweinekörpers auf Calcium und Phosphor könnte diesen Ermittlungen dienlich sein.

Über *die Schlachtmethodik*, die wir für die vorliegende Arbeit zur Anwendung brachten, ist in einer früheren Arbeit von WENEIGER und FUNK [19] und WENIGER [20] berichtet worden. Zur Mineralstoffbestimmung gelangten hiernach das Blut und die Innereien, welche sich aus Leber, Nieren, Lunge mit Schlund, Milz und Herz zusammensetzen und gemeinsam untersucht wurden. Weitere Ermittlungen erstreckten sich einzeln auf das Darmfett, die Schwarten, Gehirn mit Rückenmark, die Knochen und die Verdauungsorgane (Tab. 1). Der Abfall, der sich aus Augen, Augenlid, innerer Ohrmuschel, Klauen und Geschlechtsteilen zusammensetzt, wurde getrennt nach männlichen und weiblichen Tieren analysiert. Ferner gelangte der Speck und der Flomen und von jedem Tier 4 Fleischproben von den Teilstücken Kopf, Kotelett mit Kamm, Bauch mit Blatt und Schinken zur Mineralstoffbestimmung (Tab. 2).

Die Vorbereitung der einzelnen Proben mußte sorgfältig geschehen, so daß ein möglichst homogenes Material zur Verarbeitung kam. Keine Schwierigkeiten entstanden bei der Probenahme zur chemischen Analyse bei den Innereien, welche die feinste Scheibe eines elektrischen Fleischwolfes und einen Elektrokutter passierten. Diejenigen Teile, die nicht ohne weiteres zerkleinert werden konnten, mußten im Autoklaven bei entsprechendem Druck vorbehandelt werden. Hierunter fallen die Knochen, die Schwarten und der Abfall. Speck und Flomen wurden einzeln mit dem Wiegemesser zerkleinert.

Alles das, was an den vorstehend genannten vier Teilstücken (Tab. 2) nicht Knochen und Schwarten war — also alles Fleisch mit ein- und aufgelagertem Fett — wurde im Fleischwolf und im Elektrokutter fein zerkleinert und gründlichst gemengt.

Für *die Bestimmung des Phosphors* wurden je nach dem zu erwartenden Phosphorgehalt der Proben verschieden hohe Mengen der einzelnen Originalsubstanzen, mit Ausnahme der Knochen, eingewogen. Nach Versetzen mit Magnesiumacetatlösung wurde zunächst die Probe im Trockenschrank eingedampft, vorsichtig auf einer elektrischen Heizplatte verkohlt und anschließend in einem Muffelofen bei 550 Grad geglüht. Die Asche wurde dann mit Salpetersäure aufgenommen. Die Phosphorbestimmung erfolgte nach der Methode LORENZ mit Ammoniummolybdat.

Zur Calcium-Bestimmung wurden verschieden hohe Mengen (vergl. oben) eingewogen, getrocknet, mit Petroläther entfettet, abermals getrocknet und nach dem Überführen in einen Porzellantiegel auf freier Flamme verkohlt und schließlich im Muffelofen vollständig verascht. Der Rückstand wurde mit verdünnter Salzsäure aufgenommen, abfiltriert, mit einigen Tropfen Salpetersäure versetzt und erwärmt. Nach dem Ausfällen des Eisens mit Ferrichlorid wurde das Calcium in essigsaurer Lösung als Oxalat gefällt und nach dem Glühen als Oxyd bestimmt.

Die Ausführung der *Calcium- und Phosphorbestimmungen in den Knochen* erfolgte gemeinsam in Doppeluntersuchungen in der Asche der Originalsubstanz. Es wurde die Phosphorsäure mit Ammoniummolybdat ausgefällt und im Filtrat nach dem Entfernen des überschüssigen Molybdates das Calcium bestimmt.

In den nachstehenden Tabellen bringen wir die Analysenergebnisse des Calcium- und Phosphorgehaltes, der bei 130 kg schweren Tieren des Deutschen Edelschweines, des veredelten Landschweines und des Cornwallschweines ermittelt wurde. Die Fütterung der untersuchten Tiere war gleichmäßig und einheitlich.

Aus der Tabelle 1 ist ersichtlich, daß in den aufgeführten Körperteilen nur geringe prozentuale Mengen an Calcium vorhanden sind. Anders verhält es sich mit dem Phosphor, der sich, wie eingangs schon erwähnt, in den hoch organisierten Geweben des Gehirns und der inneren Organe relativ am meisten vorfindet. Eine Vergleichsmöglichkeit für unsere Zahlen bietet sich leider aus der Liteatur nicht, da derartige Untersuchungen bisher fast ausschließlich an anderen Tierarten und am Menschen vorgenommen wurden. Die

Tabelle 1. *Nährstoff-, Calcium- und Phosphorgehalt in % bzw. mg % der Ursubstanz*

Teil	Anzahl	Trockensubstanz	Rohprotein	Rohfett	Asche	Ca mg %	P mg %
Innereien	3 ∅	28,55—29,40 28,35	17,93—19,02 18,14	8,70— 9,62 9,06	1,00—1,28 1,15	17—21 18	230—282 251
Dünndarm, Dickdarm, u. Magen	3 ∅	22,29—23,04 22,65	7,80—10,02 8,84	12,38—14,65 13,27	0,48—0,64 0,54	15–20 17	110—190 180
Blut	4 ∅	18,81—21,10 20,07	17,84—20,10 19,01	0,10— 0,13 0,11	0,93 · 1,00 0,95	4—6 5	40—46 42
Abfall männl.	4 ∅	33,58—42,81 38,02	15,52–21,85 18,33	11,73—23,29 18,86	0,71—0,94 0,83	15—24 17	53—69 63
Abfall weibl.	4 ∅	20,84—26,62 23,42	14,16—17,60 16,07	4,86— 9,29 6,46	0,75—1,14 0,89	16—22 19	66—72 67
Gehirn u. Rückenmark	3 ∅	26,31–27,05 26,45	9,97–10,53 9,99	14,21—15,04 14,62	1,74–1,91 1,84	26—34 28	389—434 400
Darmfett	5 ∅	69,27—85,40 78,94	1,13— 6,40 3,87	61,81—82,52 74,75	0,31—0,56 0,32	1—3 2	24—46 28
Schwarten	6 ∅	32,29—41,04 38,12	22,27—30,56 27,15	9,30–12,09 10,37	0,53—0,67 0,60	12—18 17	38–47 40
Flomen	11 ∅	— —	— —	— —	0,07—0,10 0,08	0—1 1	6—8 7
Speck	4 ∅	— —	— —	-- —	0,10—0,12 0,10	0—1 1	6—9 7

Werte der Organuntersuchungen beim Menschen liegen hinsichtlich des Calcium- und Phosphorgehaltes etwa in derselben Höhe wie unsere Angaben. Lediglich für das Blut und die Schwarten ergibt sich ein Vergleich bei MANGOLD [15], S. 239 und bei FEDER [4], S. 192. Unsere Blutuntersuchungen finden mit MANGOLD sehr gute Übereinstimmung, der für Calcium 5 mg % und für Phosphor 44 mg % angibt. FEDER ermittelte seine Werte bei der „Haut des Schweines" in % der fettfreien Trockensubstanz. Bei Umrechnung unserer Analysen auf fettfreie Trockensubstanz und der von FEDER auf Calcium und Phosphor (der Autor rechnete mit CaO bzw. P_2O_5) ergeben sich folgende Vergleiche:

	Ca	P	
FEDER [4]	0,081	0,113	berechnet auf fettfreie Trockensubstanz in %
eigene Untersuchungen	0,061	0,144	

Die Übereinstimmung ist zufriedenstellend, zumal nicht bekannt ist, wie FEDER das Ausgangsmaterial gewonnen hat.

In Tab. 2 stellen wir 48 Mineralstoffuntersuchungen von *Fleisch* zusammen, die sich zu je 12 auf die 4 erwähnten Teilstücke aufschlüsseln. Es sei erwähnt, daß wir hier alles das als Fleisch bezeichnen, was in einem Teilstück nicht Schwarten und Knochen ist.

Tabelle 2. *Nährstoff-, Calcium- und Phosphorgehalt im Fleisch und Fett der 4 Teilstücke in % bzw. mg % der Ursubstanz*

Teilstück	An-zahl	Trocken-substanz	Rohprotein	Rohfett	Asche	Ca mg %	P mg %
Kopf	12 ∅	59,34—75,02 65,43	7,45—11,69 9,31	47,12—66,81 55,63	0,41—0,68 0,49	2—6 4	67—118 88
Bauch und Blatt	12 ∅	46,62—67,88 58,62	9,19—13,15 11,08	37,50—58,32 46,95	0,47—0,79 0,59	4—8 6	101—156 116
Schinken	12 ∅	44,81—64,17 52,63	7,58—15,39 12,58	28,56—55,99 39,37	0,60—0,86 0,68	5—10 7	102—169 134
Kotelett und Kamm	12 ∅	34,26—49,73 43,17	12,27—17,04 15,55	16,21—36,76 26,76	0,70—1,01 0,86	9—11 9	149—191 165

Die uns zugängliche Literatur über den Calcium- bzw. Phosphorgehalt im Schweinefleisch bestand in einer Arbeit von KATZ aus dem Jahre 1896 [11] und einer solchen von FEDER aus dem Jahre 1909 [4]. Es wurden von KATZ 212 mg % Phosphor und 8 mg % Calcium im mageren Schweinefleisch von 27,11% Trockensubstanz und 7,63% Fett gefunden, was auf fettfreie Trockensubstanz umgerechnet, die Werte von 1,087% Phosphor und 0,041% Calcium ergibt. Von FEDER wurden auf fettfreie Trockensubstanz bezogen 0,685% Phosphor und 0,047% Calcium gefunden. Unsere Werte schwanken für Phosphor von 0,748 bis 1,111% und für Calcium von 0,022 bis 0,067% und stimmen daher mit denen aus der angegebenen Literatur überein. Bemerkenswert aus vorstehender Tab. 2 ist die Gesetzmäßigkeit, daß der *Fett- und Phosphorgehalt* in den 4 Teilstücken im *reziproken* Verhältnis zueinander stehen. Wenn auch mitunter bei gleichem Fettgehalt Schwankungen bis zu 30 mg % Phosphor beobachtet wurden, so ist doch laufend, im Ganzen gesehen, bei starker Fettverminderung eine dauernde Steigerung des Phosphorgehaltes festzustellen. Eine ähnliche Gesetzmäßigkeit findet sich beim Calciumgehalt zum Fettgehalt, welche allerdings bei den naturgemäß niedrigen Calciumwerten praktisch bedeutungslos ist, jedoch bei der späteren Berechnung des gesamten Mineralstoffgehaltes (Tab. 4) berücksichtigt wurde.

Zum besseren Verständnis ist in der folgenden kleinen Zusammenstellung angegeben, wie hoch sich der absolute Mineralstoffgehalt des Gesamtfleisches mit ein- und aufgelagertem Fett beläuft.

Anzahl	Ges. Fleisch in g	Calciumgeh. in g	Phosphorgeh. in g	Verhältnis Ca : P
12 ∅	63 260—74 900 70 023	3,59—5,77 4,79	69,48—113,26 90,89	 0,053 : 1

Die angegebenen Zahlen beziehen sich auf Tiere mit 130 kg Lebendgewicht Das Verhältnis von Ca : P, welches im Durchschnitt mit 0,053 : 1 gefunden wurde, ändert sich, obwohl das Fleisch die Hauptmasse des Tierkörpers ausmacht, bei der nachfolgenden Gesamtaufrechnung der Schweine durch den Einfluß des Skeletts ganz erheblich, und wird darüber hinaus noch bestimmt durch den Fettgehalt des Fleisches. Die in Tab. 1 zusammengestellten Teile des Schweinekörpers ergeben im Durchschnitt ein Verhältnis von Ca : P von 0,12 : 1, dieses engere Verhältnis ist bestimmt, wie schon betont, durch den hohen Phosphorgehalt der Organe.

Eine Sonderstellung in dem Mineralstoffgehalt des Schweinekörpers nimmt das *Skelett* ein. In ihm sind die höchsten Mineralstoffmengen eingelagert. Daher ist für eine normale und genügende Entwicklung des Knochengerüstes auf eine ausreichende Versorgung mit Mineralstoffen besonderer Wert zu legen. Erkrankungen des Skelettes, wie Knochenweiche und Rachitis sind leider allzu verbreitete Erscheinungen. Das Auftreten dieser Krankheiten ist von verschiedenen Faktoren abhängig. Einmal haben wir es mit ihnen zu tun bei ungenügender Mineralstoffbeigabe bzw. wenn diese in einem unzweckmäßigen Verhältnis verabreicht wird. Normalerweise sollte Ca : P wie 2 : 1 verfüttert werden. Dieses Verhältnis kann allerdings bei der Einwirkung auf den Körper eine Störung insofern erfahren, als z. B. durch die Anwesenheit der Oxalsäure, die im Rübenblatt und Spinat in schon störenden Mengen vorhanden ist, das Calcium in Form von Calciumoxalat festgelegt und dem Tierkörper entzogen wird. Ferner ist das Sonnenlicht, welches aus dem Provitamin Carotin, das Vitamin D bildet, das seinerseits regulierend auf das C : P-Verhältnis im Körper wirkt, bei diesen Betrachtungen nicht außer Acht zu lassen.

Das geforderte Ca : P-Verhältnis bestätigte sich in unseren *Knochenanalysen* an 130 kg schweren Tieren. Wir gelangten zu folgenden Werten:

Calcium- und Phosphorgehalt der Knochen in % der Asche

P	Ca	Ca : P
17,80	36,66	2,06 : 1
18,01	37,54	2,08 : 1
17,99	37,06	2,06 : 1
17,87	37,01	2,07 : 1
17,77	36,73	2,06 : 1
∅ 17,89	37,00	2,07 : 1

Mit den Angaben von MANGOLD, E.[15] wie auch anderer Autoren stimmen unsere 5 Knochenanalysen vollkommen überein. Man kann mit Sicherheit annehmen, daß die Asche der 100 und 150 kg schweren Tiere die gleichen Calcium- und Phosphorwerte zeigen. Diese Zahlen lassen sogar die Vermutung zu, daß bedingt durch die physiologische Gesetzmäßigkeit der Knochenbildung dieses Verhältnis auch auf weitere Gewichtsklassen bei Schweinen übertragbar ist. Die absolute Höhe des Calcium- und Phosphorgehaltes der Knochen wäre nach Bestätigung dieser Annahme folglich nur abhängig vom *Skelettgewicht* und dem *prozentualen Aschegehalt der Knochen* in den einzelnen Entwicklungsstadien. Hierzusei zur Demonstration die Tab. 3 angeführt.

Das Gesamtgewicht der frischen Knochen wurde durch Herauslösen des Skelettes noch sorgfältigem Abputzen bestimmt.

Tabelle 3. *Absolutes Gewicht und prozentualer Aschegehalt der frischen Knochen verschiedener Schweinerassen und Gewichtsklassen* *)

Gewichtsklasse	Rasse	Anzahl d. Tiere	Knochengewicht frisch in g: Schwankungsbreite	Knochengewicht frisch in g: im ∅	Asche der frischen Knochen in %
30 kg	DE	2	3580— 4010	3759	17,31
	VL	4	3410— 3830	3675	
	C	3	3670— 3765	3708	
40 kg	DE	3	4520— 4555	4538	18,97
	VL	3	4295— 4750	4580	
	C	3	4005— 4122	4052	
	DS	3	4385— 4933	4637	
100 kg	DE	16	8600—11260	9690	21,53
	VL	16	8850—10220	9707	
	C	8	7440— 8520	7213	
	DS	8	7520— 8670	8046	
130 kg	DE	25	8670—13885	10831	22,48
	VL	59	9020—14690	10907	
	C	16	8600—12130	9955	
150 kg	DE	8	11216—12884	12298	24,17
	VL	10	11545—14080	12663	
	C	10	9210—12240	10145	
	DS	8	9490—11094	10519	
	B	4	9330—10850	9975	

*) Zeichenerklärung:
DE = Deutsches Edelschwein
VL = veredeltes Landschwein
C = Cornwallschwein
DS = Deutsches Sattelschwein
B = Berkshire-Schwein

Die Tab. 3 zeigt das Ansteigen der Knochengewichte entsprechend den zunehmenden Lebendgewichten, und ferner die Abstufungen innerhalb einer Gewichtsklasse von Rasse zu Rasse. Erstaunlich sind die Schwankungsbreiten bei unseren Ermittlungen, die sich auf ein Material von 209 Schlachtungen erstrecken. Hier ist bei verschiedenen Rassen bei ein und demselben Gewicht eine Differenz von 6 kg Knochen durchaus möglich, wie es z. B. bei den 130 kg schweren Tieren ersichtlich wird. Daß sich diese Verhältnisse natürlich auch auf den gesamten Calcium- und Phosphorgehalt des ganzen Schweinekörpers erheblich auswirken müssen, liegt auf der Hand. Hierzu treten noch Unterschiede im Aschegehalt der Knochen. Der natürliche Vorgang der fortschreitenden Verknöcherung des Skelettes wird aus Tab. 3 ersichtlich. Dem Aschegehalt von 17,31% bei 30 kg schweren Tieren steht ein solcher von 24,17% bei ausgemästeten Schweinen gegenüber.

Nachdem wir im Vorhergehenden den Mineralstoffgehalt der einzelnen Teile des Schweinekörpers abgehandelt haben, sollen nunmehr für 12 untersuchte 130 kg schwere Schweine verschiedener Rassen die *Gesamtmengen an Calcium und Phosphor* aufgeführt werden. In Tab. 4 ist der absolute Gehalt in Gramm angegeben bei gleichzeitiger Nennung des betr. Fettprozentgehaltes des gesamten Schweinekörpers.

Calcium- und Phosphorgehalt in Gramm ganzer 130 kg schwerer Schweine verschiedener Rassen

Unters.-Nr. und Schlachthausgew.	Rasse	Teile in g		Calcium in g	Posphor in g	Ca : P	Fettgehalt %
1 132,0 kg	DE	Knochen Fleisch Übriges	13 885 73 690 41 370	1152,55 4,00 3,56	557,27 92,58 29,74		
		Gesamt	128945	1160,11	679,59	1,71 : 1	37,81
2 130,5 kg	DE	Knochen Fleisch Übriges	12 225 71 060 40 858	1018,98 5,39 4,34	492,69 87,52 29,57		
		Gesamt	124 143	1028,71	609,78	1,68 : 1	38,69
3 127,0 kg	DE	Knochen Fleisch Übriges	12 050 68 110 41 600	1002,33 4,24 3,00	484,64 84,70 26,31		
		Gesamt	121 760	1009,56	595,65	1,69 : 1	36,72
4 129,0 kg	VL	Knochen Fleisch Übriges	13 725 67 790 41 310	1141,45 5,37 3,80	551,91 97,53 28,10		
		Gesamt	122 825	1150,62	677,54	1,70 : 1	32,85
5 134,5 kg	VL	Knochen Fleisch Übriges	13 475 71 290 43 600	1120,70 4,92 3,47	541,88 103,67 31,92		
		Gesamt	128 365	1129,09	677,47	1,67 : 1	34,44
6 128,0 kg	VL	Knochen Fleisch Übriges	11 285 63 260 46 400	938,69 4,07 3,43	453,87 74,66 28,14		
		Gesamt	120 945	946,19	556,67	1,69 : 1	33,06
7 132,5 kg	C	Knochen Fleisch Übriges	9 200 72 220 43 895	756,16 5,24 3,10	369,96 90,16 29,34		
		Gesamt	125 315	764,50	489,46	1,56 : 1	43,80

Unters. - Nr. und Schlachthausgew.	Rasse	Teile in g		Calcium in g	Posphor in g	Ca : P	Fettgehalt %
8 130,0 kg	C	Knochen Fleisch Übriges	9 949 67 890 47 545	827,69 3,59 2,90	400,19 69,48 26,94		
		Gesamt	125 384	834,18	496.61	1,68 : 1	52,72
9 130,0 kg	C	Knochen Fleisch Übriges	11 525 70 790 42 340	958,30 4,68 3,48	463,35 90,37 32,38		
		Gesamt	124 655	966,46	586,00	1,65 : 1	39,21
10 130,0 kg	C	Knochen Fleisch Übriges	9 615 70 380 43 145	836,57 5,77 3,63	404,49 113,26 31,12		
		Gesamt	123 140	845,97	548,87	1,54 : 1	41,67
11 133,0 kg	C	Knochen Fleisch Übriges	10 345 74 900 41 800	860,25 4,95 3,16	415,94 99,11 28,02		
		Gesamt	127 045	868.36	543,07	1,60 : 1	40,97
12 124,0 kg	C	Knochen Fleisch Übriges	9 860 68 900 40 300	819,92 5,31 3,11	396,44 87,68 27,66		
		Gesamt	119 060	828,34	511,78	1,62 : 1	39,65

Es wurden in der Tab. 4 die *Knochen* und das *Fleisch* einzeln aufgeführt, während unter der Rubrik „*Übriges*“ alle diejenigen Teile fallen, die wir in Tab. 1 zur Sprache brachten. Der Unterschied von Schlachthausgewicht lebend zum aufaddierten Gesamtgewicht aus Knochen, Fleisch und Übriges ergibt sich aus dem Magen-, Darm-, Blasen- und Galleninhalt und dem Kühl- und Hauverlust. Deutlich werden *Rassenunterschiede*, welche hauptsächlich *durch den Knochenanteil bedingt* sind. Zur Unterstreichung dieser Verhältnisse ist in der Tabelle der prozentuale Fettgehalt der ganzen Schweine beigefügt. Daraus wird ersichtlich, daß fettwüchsige Tiere durch einen geringeren Knochenanteil gekennzeichnet sind, welcher maßgeblich das Ca : P-Verhältnis beeinflußt.

Um einen Vergleich mit den bisher einzigen in der Literatur vorliegenden Untersuchungen an ganzen Schweinen von LAWES und GILBERT [13] vornehmen zu können, rechneten wir unser Material auf 100 kg Lebendgewicht ohne Magen-, Darm-, Gallen- und Blaseninhalt um. Es wurden folgende Zahlen errechnet (Tab. 5):

Tabelle 5. *Calcium- und Phosphogrehalt in 100 kg Lebendgewicht leer in Gramm*

Untersuchungs Nr.	Rasse	Ca g	P g
1	DE	900	527
2	DE	829	491
3	DE	829	489
∅		853	502
4	VL	937	552
5	VL	879	528
6	VL	782	460
∅		866	513
7	C	610	391
8	C	665	396
9	C	775	470
10	C	687	445
11	C	683	427
12	C	696	430
∅		686	426
Ges. ∅		772 (703)*	467 (431)*

Nach LAWES und GILBERT [13]

			Lebendgew kg	Fettgehalt %
Store pig	772	465	42,6	23,3
Fat pig	457	285	83,9	42,2

Hierzu ist grundsätzlich zu bemerken, daß wir die Angaben von LAWES und GILBERT kritisch betrachten müssen. Das Gewicht, welches ihre beiden Schweine am Zeitpunkte der Schlachtung hatten, wird von den Autoren für das Store pig mit 93,9 engl. Pfund (lbs) und für das Fat pig mit 185 engl. Pfund angegeben. Rechnet man für 1 engl. Pfund 453,6 g, so ergibt sich für ersteres Schwein ein Lebendgewicht von 42,6 kg und für letzteres ein solches von 83,9 kg. Im Zusammenhang mit diesen Gewichtsangaben sei zunächst erwähnt, daß in manchen einschlägigen deutschen Arbeiten bei der Anführung dieser Autoren ein Fehler insofern unterlaufen sein muß, als offenbar kg mit lb verwechselt wurden. Die Übersetzung „Ausgewachsenes Schwein“ für store pig ist nicht zutreffend, sondern muß „Ladenschwein“ heißen und entstand fälschlicherweise wahrscheinlich daraus, daß man „store“ in diesem Zusammenhang als „Vorrat“ übersetzte. In unserer Begriffsbestimmung ist ein Vorratsschwein als ausgewachsen anzusehen, aber das angegebene Gewicht von 42,6 kg unterstreicht diese irrtümliche Übersetzung

* siehe S. 337 oben.

Ferner ist für dieses Schwein ein Fettprozentgehalt von 23,3% angeführt, was mit unseren 40 kg schweren Tieren voll übereinstimmt.

Die Zahlen, die wir für unser Material brachten, finden Bestätigung durch die Arbeit von SCHMIDT, J. und Mitarbeitern [17]. Um noch sicherer zu gehen, rechneten wir aus den Aschebestimmungen an ganzen Schweinen dieser Arbeit mit Hilfe unserer Mineralstoffanalysen den Calciumgehalt aus. Es errechnete sich aus der Knochenasche von 11 Edelschweinen im Gewicht von 100 kg ein Calcium-Gehalt von 766 g. Hinzu kämen noch ca. 8 g Calcium aus den Innereien und den übrigen Teilen. Die Summe von 774 g Calcium pro 100 kg Lebendgewicht stimmt mit dem Durchschnitt unserer sämtlichen 12 durchgeführten Analysen ganzer Schweinekörper überein. Nehmen wir nun in Gegenüberstellung die Werte für Calcium und Phosphor in 1 kg des Ferkelkörpers aus der Tab. 6, so erkennt man, daß der Calcium-Gehalt mit 1032 g und der Phosphorgehalt mit 596 g pro 100 kg Gewicht bedeutend höher liegt, als der von Schweinen mit 100 oder 130 kg. Berechnen wir aus unseren Gesamtanalysen an 40 kg schweren Schweinen und aus denen von SCHMIDT und Mitarbeitern [17] angegebenen Zahlen gleichschwerer Tiere den Mineralstoffgehalt, so kommen wir auf ca. 788 g Calcium und 463 g Phosphor pro 100 kg Lebendgewicht. Da das „Store pig" oder Ladenschwein von LAWES und GILBERT mit 42,6 kg und 23,3% Fett ungefähr in die gleiche Gewichtsklasse fällt, so dürften die Zahlen für Calcium und Phosphor bei beiden Autoren zutreffen. Eine Anwendung der Zahlen für das Store pig im Sinne eines ausgewachsenen Schweines ist insofern nicht ganz korrekt, als unsere 130 kg schweren Tiere der Cornwall-Rasse bei 686 g Calcium und 426 g Phosphor lagen. Wie weiter unten noch zur Sprache kommt, erachten wir unsere Werte für die Deutschen Edelschweine und veredelten Landschweine aus Tab. 5 als etwas zu hoch. Die falche Übersetzung für Store pig bringt einen Fehler von etwa 70 g Calcium pro 100 kg Lebendgewicht mit sich, da leichte Schweine prozentual mehr Mineralstoffe eingelagert haben. Andererseits erscheinen uns die Calcium- und Phosphorwerte für das fette Schwein im Gewicht von 83,9 kg und 42,2% Fett zu niedrig. Nach unseren Nährstoffuntersuchungen an 150 kg schweren Schweinen und nach ebensolchen von SCHMIDT und Mitarbeitern [17] an gleichen Gewichtsklassen konnten wir niemals einen so niedrigen Asche- und damit Calcium- und Phosphorgehalt ermitteln, wie LAWES und GILBERT an ihrem fetten Schwein. Unsere tiefsten Werte liegen etwa bei 600 g Calcium für sehr fette Tiere und sind somit um fast 25% höher, als bei dem „Fat pig" beider Autoren. Ob dieser erhebliche Unterschiede eine Erklärung in der damaligen Züchtung sehr feinknochiger Schweinerassen in England finden kann, sei dahingestellt.

Aus dieser Tabelle 5 ist ferner zu ersehen, daß *deutliche rassenmäßige Unterschiede* auftreten, die hauptsächlich durch den Knochengehalt bedingt sind. Diese Abhängigkeit wird augenfällig bei Zuhilfenahme der Tabellen 3 und 4, wo die Knochengewichte einzeln angegeben sind und bei einigen Tieren des veredelten Landschweines und des deutschen Edelschweines besonders hoch lagen. Die Schwankungen unserer 12 untersuchten Tiere sind in dem rassenmäßig verschieden hohen Knochenanteil begründet. Der hohe Calcium- und Phosphorgehalt bei Deutschen Edelschweinen und veredelten Landschweinen (Tab. 4) ist auf den überdurchschnittlichen Knochengehalt der 6 untersuchten Schweine zurückzuführen, der sonst im Durchschnitt aller unserer geschlachteten deutschen Edelschweine und veredelten Landschweine bei 10 000 bis 11 000 g liegt (Tab. 3). *Unter Berücksichtigung dieser Tatsache* geben wir *für beide Rassen* einen *Calcium-Gehalt von 720 g* und einen *Phosphorgehalt von 436 g* an. Der Calcium- und Phosphorgehalt der Cornwallschweine in Tab. 5 ist als normal anzusehen, da der Knochenanteil der untersuchten Cornwallschweine durchaus dem Rassenmittel entspricht. Unter Berücksichtigung des abgeänderten Calcium- und Phosphorgehaltes bei den Deutschen Edelschweinen und veredelten Landschweinen ändert sich der angegebene Gesamtdurchschnitt in Tabelle 5 auf die in den Klammern stehenden Werte.

Um zu zeigen, welche Mengen an Calcium und Phosphor von der *Geburt* an bis zu einem Gewicht von 130 kg im Schweinekörper eingelagert werden, analysierten wir 3 Ferkel, welche unmittelbar nach der Geburt getötet wurden. Es ergaben sich folgende Bestimmungen (Tab. 6).

Tabelle 6. *Nährstoff-, Calcium- und Phosphorgehalt neugeborener Ferkel in g pro 1 kg Lebendgewicht*

Ferkel	Trocken-substanz	Rohprotein	Rohfett	Asche	Ca	P	Ca : P
1	198,7	127,6	36,0	35,1	10,31	6,27	1,64 : 1
2	195,0	134,9	21,5	38,6	10,19	5,84	1,74 : 1
3	214,2	147,5	24,4	42,3	11,94	6,86	1,74 : 1
Ø	202,5	136,6	27,3	38,6	10.81	6,32	1,71 : 1
Nach BARTELS, R. und RADEFF, T.[16]					10,83 10,51	6,09 6,32	1,77 : 1 1,66 : 1
Nach ABDERHALDEN, E.[1]					8,16	4,36	1.87 : 1
Gesamt - Ø					10,32	5,96	1,73 : 1

Unsere Ermittlungen an Ferkeln kommen denen von BARTELS[3] und RADEFF[16] am nächsten, während nach ABDERHALDEN[1] größere Abweichungen vorliegen. Der höhere relative Calcium- und Phosphorgehalt gegenüber demjenigen schwerer Schweine ist deutlich. Ferner scheint die Tendenz zu bestehen, daß Ferkel ein weiteres Ca : P-Verhältnis haben, als ältere Tiere (vergl. Tab. 4). Dieser Hinweis wird bekräftigt durch die Tatsache, daß Sauenmilch ebenfalls ein recht ähnliches Ca : P-Verhältnis hat, wie die Ferkel, welches für Sauenmilch bei etwa 1,80 : 1 liegt. Den jungen säugenden Tieren werden also die Mineralstoffe so geboten, wie sie der Organismus verlangt.

Über den *Calcium- und Phosphoransatz bei Saugferkeln und Schweinen verschiedener Gewichtsklassen* sind wir durch zwei Arbeiten aus der MANGOLDschen Schule von BARTELS[3] und RADEFF[16] und durch eine weitere von

SHURIK[18] gut orientiert. Um vergleichen zu können, rechneten wir die Zahlen von SHURIK von CaO und P_2O_5 auf Ca und P um und bezogen alle Angaben auf 200 g tägliche Zunahme. Danach setzt pro Tag ein Saugferkel bei dieser Zunahme nach

SHURIK[18]	1,63 g Calcium und 0,88 g Phosphor
BARTELS[3] u. RADEFF[16]	1,33 g Calcium und 0,74 g Phosphor

an. Diese Ergebnisse wurden durch die Analyse neugeborener und 12 bzw. 30 Tage alter Ferkel erzielt.

Unter Berücksichtigung des Calcium- und Phosphorgehaltes der neugeborenen Ferkel würde nach unserer Berechnung ein Schwein, welches bis auf 130 kg ausgemästet wird, bei einer durchschnittlichen täglichen Lebendgewichtszunahme von ca. 350—400 g 2,9 g Calcium und 1,8 g Phosphor ansetzen. Ziehen wir jedoch die Unterschiede des Calcium- und Phosphorgehaltes bei ein und derselben Gewichtsklasse in Betracht, so würde ein feinknochiges Cornwallschwein pro Tag nur 2,3 g Calcium und 1,5 g Phosphor und ein starkknochiges veredeltes Landschwein 3,5 g Calcium und 2,1 g Phosphor ansetzen.

Ferner versuchten wir, aus unseren Analysen ganzer Schweinekörper im Gewicht von 30, 40, 100, 130 und 150 kg die *Ansatzwerte für Calcium und Phosphor pro kg Lebendgewichtszunahme* zu errechnen (Tab. 7). Als Maßstab verwandten wir jedoch nur die Knochenasche, da hierin, wie schon erwähnt, 98—99% der Calcium-Mengen eingelagert werden. Als Durchschnitt nahmen wir alle in einer Gewichtsklasse von uns untersuchten Tiere, die aus Tab. 3 ersichtlich sind.

Tabelle 7. *Calcium- und Phosphoreinlagerung in den Knochen je kg Lebendgewichtszunahme in den verschiedenen Gewichtsabschnitten*

Gewichts-abschnitt kg	Calcium g	Phosphor g
1—30	7,80	3,75
30—40	7,45	3,60
40—100	6,67	3,22
100—130	5,94	2.87
130—150	5,73	2,77

Hieraus (Tab. 7) ersieht man, daß *von der Geburt an laufend geringere Calcium- und Phosphormengen eingelagert* werden. Dieses Absinken geht nach unseren Ermittlungen fortlaufend bis zu 150 kg Lebendgewicht. Über die absinkende Tendenz im Gesamtorganismus beim Schwein, bezogen auf die stickstoffhaltige Substanz, berichtet RADEFF[18]. Seine Untersuchungen wurden am jungen Schwein durchgeführt. Daß allerdings dieses Absinken absolut gesehen bei den Knochen bis zum ausgewachsenen Tier anhält, erscheint uns bemerkenswert.

Zusammenfassung

Bei den im Tierzuchtinstitut Halle seit mehreren Jahren laufenden Ausschlachtungsversuchen an Schweinen verschiedener Rassen und Gewichtsklassen zur Feststellung ihres gesamten Nährstoffgehaltes im Hinblick auf züchterische Belange wurden auch Mineralstoffuntersuchungen auf Calcium und Phosphor im gesamten Tierkörper vorgenommen. Zusammenfassend gibt die vorliegende Arbeit folgendes wieder:

1. Einleitend wird auf das Vorkommen und die Aufgaben des Calciums und des Phosphors im tierischen Organismus kurz hingewiesen. Betonung findet für die praktische Fütterung auch im Folgenden die geregelte Mineralstoffzufuhr zur Verhütung von Mangelkrankheiten.
2. Mit Untersuchungen *ganzer Schweinekörper* auf Calcium und Phosphor befaßten sich lediglich im Jahre 1883 LAWES und GILBERT [13], deren Ergebnisse in mancher Hinsicht nicht mehr genügen, aber dennoch die einzigen bisher in der Literatur sind, auf die sich sogar neueste Arbeiten beziehen müssen.
3. Es folgt eine kurze Literaturangabe über Mineralstoffuntersuchungen verschiedener Körperteile und Organe an Schweinen, die jedoch in diesem Zusammenhang für die Beurteilung des Calcium- und Phosphorgehaltes des ganzen Schweines keinen Anhalt geben.
4. Die Schlachtmethode, die im hiesigen Institut zur Anwendung kam, und die chemische Untersuchung des gesamten Schweinekörpers einschließlich aller Fleisch- und Fettmengen, der Innereien, der Knochen, der Schwarten, des Blutes und des Abfalles werden beschrieben. Ebenso kommen die Verarbeitung und die Probenahme, sowie die Durchführung der Calcium- und Phosphorbestimmungen zur Sprache.
5. In Tab. 1 werden die Rohnährstoffe von Innereien, Verdauungsorganen Blut, Abfall, Gehirn- und Rückenmark, Darmfett, Schwarten, Flomen und vom Speck mit dem dazugehörigen Calcium- und Phosphorgehalt angegeben.
6. Die Tab. 2 zeigt den Nährstoff-, Calcium- und Phosphorgehalt der 4 Teilstücke, Kopf, Bauch und Blatt, Schinken, Kamm und Kotelett, abzüglich Schwarten und Knochen. Es wird festgestellt, daß die relativ niedrigen Mengen an Phosphor in den in Tab. 1 und 2 zusammengestellten Teilen den Calcium-Gehalt stark übertreffen. Fett- und Phosphorgehalt im Fleisch stehen im umgekehrten Verhältnis zueinander.
7. Eine Sonderstellung im Mineralstoffgehalt nimmt das Skelett ein, da in ihm die weitaus größten Calcium- und Phosphormengen eingelagert sind. Anhand einer Übersicht wird der Calcium- und Phosphorgehalt in % der Knochenasche des gesamten Skelettes angegeben, der mit geringen Schwankungen bei 37,00% für Calcium und bei 17,89% für Phosphor liegt.
8. Im Hinblick auf die Wichtigkeit des Skelettes wird in Tab. 3 der Knochengehalt an Hand von 209 Ausschlachtungen an Schweinen verschiedener Rassen und Gewichtsklassen angegeben. Der gefundene Asche-

gehalt der Knochen steigert sich von 17,31% bei 30 kg Lebendgewicht auf 24,17% bei 150 kg Lebendgewicht. Erhebliche Schwankungen im Gesamtknochengewicht, die rassen- und typenmäßig bedingt sind, werden innerhalb der Gewichtsklassen deutlich. In Tab. 4 ist der Calcium- und Phosphorgehalt von zwölf 130 kg schweren Schweinen dreier verschiedener Rassen angegeben. Der absolute Mineralstoffgehalt ändert sich entsprechend dem Knochengehalt der Schweine. Tiere mit hohem Fettprozentgehalt haben wenig Calcium und Phosphor eingelagert entsprechend dem verringerten Knochenanteil fettwüchsiger Rassen und zeigen ein engeres Ca : P-Verhältnis.

9. Um zu einem Vergleich mit der Arbeit von LAWES und GILBERT [13] zu gelangen, sind die Werte der Tab. 4 auf 100 kg Lebendgewicht umgerechnet (Tab. 5). Wir können aus oben angeführten Gründen den Zahlen von L. und G. nur teilweise zustimmen. Es wird betont, daß das Store pig (Ladenschwein) mit 42,6 kg Lebendgewicht und 23,3% Fett beider Autoren unter falscher Bezeichnung, und zwar als „ausgewachsenes" Schwein, in die deutsche Literatur Eingang gefunden hat. Unsere Untersuchungen an 40 kg schweren Schweinen bestätigen die Ergebnisse von L. und G. Die Zahlen von beiden Autoren für das Fat pig (fettes Schwein) mit 83,9 kg Lebendgewicht und 42,2% Fett finden im Vergleich mit unseren Werten keine Übereinstimmung und liegen beim Calcium-Gehalt um 25% zu tief. Verwendet man das 42,6 kg schwere Tier als Maßstab für ein ausgewachsenes Schwein, so ergibt sich hieraus ein Fehler von etwa 70 g Calcium. Wir ermittelten im Durchschnitt einen Calcium- und Phosphorgehalt bei 130 kg schweren Schweinen, bezogen auf 100 kg Lebendgewicht,

beim Cornwallschwein	von 686 g Ca und 426 g P
beim veredelten Landschwein und deutschen Edelschwein	von 720 g Ca und 436 g P.

10. Es wurden 3 Ferkel analysiert und deren Ergebnisse mit Calcium- und Phosphoruntersuchungen anderer Autoren verglichen (Tab. 6). Der Ca- und P-Gehalt neugeborener und säugender Ferkel liegt relativ höher, als der älterer Tiere.

11. Im folgenden wird an Hand unserer Ausschlachtungen und Analysen verschiedener Gewichtsklassen die Mineralstoffeinlagerung im Skelett von Geburt bis 150 kg Lebendgewicht pro kg Zunahme berechnet. Daraus ist zu ersehen, daß die Calcium- und Phosphoreinlagerung mit zunehmendem Gewicht laufend verringert wird (Tab. 7).

Literaturverzeichnis

[1] ABDERHALDEN, E.: Die Beziehung der Wachstumsgeschwindigkeit des Säuglings zur Zusammensetzung der Milch bei Hunden, beim Schwein, beim Schaf, bei der Ziege, beim Meerschweinchen. Zeitschrift f. Physiol. Chemie, 27, S. 408—462, 1899.

[2] ARON, H: im Oppenheimer, Handbuch der Biochemie Bd. 1, S. 88. Die anorganischen Bestandteile des Tierkörpers.

[3] BARTELS, R.: Die Wirkung von Mineralzulagen auf den Calcium- und Phosphoransatz des Schweines in verschiedenen Lebensaltern bei verschiedenem Grundfutter. Wiss. Archiv f. Landwirtschaft, Abt. B, Archiv f. Tierernährung u. Tierzucht 3, 1930, 287—306.

[4] FEDER, E.: Prüfung von Fleischaschen bei Zusatz von Eiweißpräparaten. Zeitschrift f. Untersuchung der Lebensmittel, 17, 1909, S. 191.

[5] FELIX, K.: Physiol. Chemie. Verlag Quelle & Meyer, 1951, S. 257—264.

[6] FRANCIS, C. K. u. TROWBRIDGE, P. F.: Phosphorus in Beefanimals, Part. I and II, Journ. Biol. Chem. 7, 481—501, 8. 81—93 (1910).

[7] FORBES, E. B. and KEITH, H. A.: Review of the Literature Phosporus Compounds in Animal Metabolism. Ohio Agricultural Experiment Station Technical Series Bulletin No. 5, 1914.

[8] FORBES, E. B.: Spezific Effects of Rations on the Development of Swine, Ohio Agr. Exp. Stat. Bul. 213, 239—305, 1909.

[9] HALL, L. D. and EMMET, A. D.: Relative Economy, Composition and Nutritive Value of the Various Cuts of Beef, Univ. Illinois Agr. Exp. Sta. Bul. No. 158, S. 233, 1912.

[10] HEUBNER, W.: im Handbuch der Balneologie, Bd. II, Der Mineralstoffwechsel, S. 181 bis 284, 1922.

[11] KATZ, J.: Die mineralischen Bestandteile des Muskelfleisches, Arch. f. die ges. Physiologie, 63, 1896, 1—85.

[12] LANG, K. und RANKE, O. F.: Stoffwechsel und Ernährung, Verl. Springer 1950, S. 176—178.

[13] LAWES, J. B. und GILBERT, J. H.: Composition of the Ash of the Entire Animals, and of Certain Separated Parts, Phil. Trans. of the Royal Soc. 174, 865—890, 1883.

[14] LEHNARTZ, E.: Einführung in die chemische Physiologie, S. 212, Berlin, Springer, 1939.

[15] MANGOLD, E.: Handbuch der Ernährung und des Stoffwechsels der landwirtschaftlichen Nutztiere, Berlin, Springer 1931, Bd. 3, S. 266—287 (W. Lietzel).

[16] RADEFF, T.: Über den Calcium-, Phosphor- und Stickstoffsatz junger Tiere in der Säugezeit. (Nach Versuchen an Hund, Kaninchen, Schwein und Ziege.) Wiss. Archiv f. Landwirtschaft, Abt. B, Arch. f. Tierernährung u. Tierzucht 3, 1930, 639—669.

[17] SCHMIDT, J. und Mitarbeiter: Über die Zusammensetzung des Schweinekörpers. Wiss. Arch. f. Landwirtschaft, Abt. B, Arch. f. Tierernährung u. Tierzucht, 1931, 237—375.

[18] SHURIK, S. L.: Über die chemische Zusammensetzung der Ferkel und im Zusammenhange damit, über die Lösung der Frage nach dem Bedarf der Ferkel und der säugenden Muttersau an Kalk und Phosphorsäure. (Nach einer deutschen Zusammenfassung der russischen Originalarbeit von KLIESCH.) Zeitschr. f. Tierzüchtung u. Züchtungsbiol., 8, 1927, 483.

[19] WENIGER, J. H. und FUNK, K.: Ausschlachtungsversuche und Schlachtmethoden an Schweinen unter Berücksichtigung ihrer Futterverwertung. Arch. f. Tierernährung, Bd. 3, H. 5, 1953.

[20] WENIGER, J. H.: Untersuchungen über die Futterverwertung verschiedener Schweinerassen bei unterschiedlicher Ernährung. Kühn-Archiv, Bd. 67, H. 2, 1953.

Aus dem Institut für Tierernährung der Forschungsanstalt für Landwirtschaft, Braunschweig-Völkenrode
(Direktor: Prof. Dr. K. RICHTER)

KLÄRE SCHILLER

ÜBER DEN ERGÄNZUNGSWERT VON EIWEISSTRÄGERN VERSCHIEDENER HERKUNFT IN DER TIERISCHEN ERNÄHRUNG

1. Mitt. Die biologische Eiweißwertigkeit der reifen Körner einiger Soja- und Lupinensorten und ihre Ergänzung durch Fischmehl

A. Einleitung

Eines der interessantesten und wichtigsten Probleme auf dem Gebiet der Eiweißversorgung ist die rationelle Ergänzung der für die tierische Nutzung nicht vollwertigen Eiweißarten.

Es kann heute wohl als erwiesen angesehen werden, daß die biologische Wertigkeit eines Eiweißes im wesentlichen davon abhängt, ob alle „essentiellen", d. h. im Tierkörper nicht synthetisierbaren Aminosäuren darin vorhanden, und ob sie im richtigen Verhältnis für die betreffende tierische Funktion enthalten sind. Die für diese Zusammenhänge maßgebenden Theorien können an dieser Stelle vorausgesetzt werden, zumal sie erst kürzlich von COLUMBUS [12] und schon früher von BLOCK und MITCHELL [4] eingehend dargelegt wurden.

Tabelle 1. *Annähernder Gehalt des Eiweißes einiger typischer Eiweißträger an essentiellen Aminosäuren (nach* R. J. BLOCK u. H. H. MITCHELL [4])

	Volleipulver	Kuhmilch	Fischmehl	Sojabohne	Weizen	Mais
Valin	7,3	8,4	5,8	4,2	4,5	5,0
Isoleucin	8,0	8,5	6,0	4,7	3,6	4,0
Leucin	9,2	11,3	7,1	6,6	6,8	22,0
Threonin	4,9	4,5	4,5	4,0	3,3	3,7
Methionin	4,1	3,4	3,5	2,0	2,5	3,1
Cystin	2,4	1,0	1,2	1,9	1,8	1,5
Phenylalanin	6,3	5,7	4,5	5,7	5,7	5,0
Tryptophan	1,5	1,6	1,3	1,2	1,2	0,8
Lysin	7,2	7,5	7,8	5,8	2,7	2,0
Histidin	2,1	2,6	2,4	2,9	2,1	2,2
Arginin	6,4	4,3	7,4	7,1	4,2	4,8

Wenn die Hauptursache für die Unvollständigkeit eines Eiweißes in der Ernährung darin liegt, daß eine oder mehrere Aminosäuren in ungenügender Konzentration darin enthalten sind (Tabelle 1), erscheint der Zusatz der fehlenden Menge der betreffenden Aminosäuren als der einfachste Weg, diesen Mangel zu beheben. Bei Leguminosen z. B. ist als limitierende Aminosäure

Methionin festgestellt worden; RUSSELL u. and.[34] konnten durch Zusatz von Methionin in Wachstumsversuchen an Ratten bei einer Reihe von Leguminosen eine deutliche Steigerung des Wachstums erreichen. HAYWARD u. HAFNER[18] stellten das gleiche mit Hühnern und Ratten bei rohen Sojabohnen fest. In Versuchen an Schweinen konnten CURTIN u. and.[13] mit Methioninzusatz zu Sojaschrot allerdings keine eindeutige Erhöhung der biologischen Wertigkeit erzielen, was sich aber vielleicht durch den hohen Eiweißanteil von 22% der Ration erklären läßt, denn BELL u. and.[3] erreichten bei einem Eiweißanteil von 10% in der Ration durch Methioninzulage zu Sojaschrot eine biologische Wertigkeit, die der von Vollei gleichkam.

Zweifellos bestehen aber hier Unterschiede für die einzelnen Tierarten. In der Ernährung der Schweine muß ganz allgemein in Betracht gezogen werden, daß der Methioninbedarf der schwach behaarten Tiere geringer ist als derjenige der pelztragenden Ratten bzw. der befiederten Hühner, und daß daher in Schweineversuchen wahrscheinlich der Mangel der methioninarmen Eiweißträger (z. B. Leguminosen) weniger stark zum Ausdruck kommt als in Versuchen mit Ratten oder Hühnern.

Für die Praxis ist allerdings diese einfachste Art der Ergänzung durch Zusatz der fehlenden Aminosäuren kaum anwendbar. Hier versucht man, eine Verbesserung der biologischen Wertigkeit einzelner Eiweißarten durch sinnvolle Kombination derselben untereinander zu erreichen. Das eindrucksvollste Beispiel ist wohl der Ergänzungswert von Sojaeiweiß für Getreide, der nach Arbeiten von JONES und DIVINE[22] sowie von HOVE, CARPENTER u. HARREL[19] dem Ergänzungswert von Trockenmilch für Getreide gleichkommt Die bisher bekannten Feststellungen beziehen sich allerdings fast ausschließlich auf Weizen und Mais, so daß es wünschenswert wäre, sie auch für andere Getreidearten, insbesondere die in Deutschland vorherrschenden Futtergetreidearten Gerste und Hafer nachzuprüfen. In einem Versuch, der von CHICK u. SLACK[6] durchgeführt wurde, erwies sich eine Mischung, in der 56% des Gesamteiweißes durch Sojamehl, 34% durch Malzextrakt und 10% durch Weizenmehl zugeführt wurden, als einer Kost gleichwertig, die Milch als einzige Eiweißquelle enthielt. Diesen Befund konnte DEAN[14, 15] in ausgedehnten Versuchen bestätigen.

Auch zwischen Soja und Mais konnte MYBURGH[33] eine deutliche Ergänzungswirkung feststellen. Für *Sojaschrot* allein fand er eine biologische Wertigkeit von 69,9; für *Mais* von 63,3 und für beide in Kombination eine solche von 73,5. Diese außergewöhnliche Wirkung des Sojaeiweißes beruht nach CHICK[19] auf dem hohen Lysingehalt der Soja, der in dieser Höhe sonst nur in tierischen Eiweißkörpern zu finden ist und dazu beiträgt, die Mängel der Getreideeiweiße auszugleichen. Aus der chemischen Analyse ist allerdings dieser hohe Lysingehalt der Soja nicht zu ersehen, woraus aber eher zu schließen ist, daß im Analysenverlauf ein Teil des Lysins nicht freigesetzt wurde oder aber verloren gegangen ist, was auch nach Arbeiten von CLADININ, STEVENS, MORRISON und ROBBLES[11] eher zutrifft als andere Ursachen.

Auch die verschiedenen Eiweißstoffe, die in ein und demselben Samenkorn enthalten sind, können sich infolge ihres unterschiedlichen Bestandes an essentiellen Aminosäuren ergänzen. Besonders untersucht wurden in dieser Hinsicht die Verhältnisse im Weizenkorn, bei dem CHICK u. a. [7] u. [9] zeigen konnten, daß die biologischen Wertigkeiten der Eiweißstoffe aus dem Endosperm und den übrigen Anteilen (Aleuronschicht und Schalen) für sich jeweils niedriger liegen als in einem Gemisch 1 : 1. Dieses läßt sich damit erklären, daß der Tryptophan- und Lysingehalt in der Kleie höher ist als im weißen Mehl, was auch durch Untersuchungen von JONES u. GERSDORFF [20, 21] und BARTON-WRIGHT u. MORAN [2] bestätigt wird.

Nach CHICK u. SLACK [8] findet auch in der Kartoffel zwischen dem eigentlichen Eiweiß und dem Nichteiweiß-N eine Ergänzung statt. Dieselbe Nichteiweiß-N-Fraktion war auch in der Lage, den Wachstumswert von Weizengluten, dem Eiweißbestandteil des Weizens, der den geringsten biologischen Wert hat, wesentlich zu steigern [10]. Die Ursache dieser Wirkung ist noch ungeklärt, da sie aus der Aminosäureanalyse nicht bewiesen werden kann [37].

Wie weit eine Hebung der biologischen Wertigkeit durch Vitamin B_{12} oder APF-Zusatz zu solchen Eiweißträgern, bei denen Cystin oder Methionin die limitierende Aminosäure ist, erreicht werden kann, wurde in unserem Institut von DREYER untersucht [16]. Die Frage bedarf noch weiterer Bearbeitung, ehe gesicherte Schlüsse gezogen werden können. Es ist aber anzunehmen, daß ein gewisser Teil der Wirkung tierischen Eiweißes auf das Vorhandensein derartiger Wirkstoffe zurückzuführen ist.

Die in der Praxis fast ausschließlich angewendete Art der Aufwertung eines pflanzlichen Eiweißträgers ist der Zusatz von tierischem Eiweiß. In Amerika wird zu diesem Zweck meist Milch oder Fleischfuttermehl (Schlachthausabfälle) verwendet. Hierüber liegen Untersuchungen von MITCHELL u. a. [27, 28] vor, die eine Ergänzungswirkung von Milch und Fleischmehl bei Weizen bzw. Weizenmehl an Ratten und Schweinen deutlich machen. Das gleiche wurde von DE CASTRO und PECHNICK [5] für Milch und Mais gefunden.

Systematische Arbeiten über den Ergänzungswert der in Deutschland gebräuchlichen, handelsüblichen Fischmehle zu pflanzlichen Eiweißträgern sind bisher noch nicht bekannt geworden. Man verfährt in der praktischen Viehfütterung im allgemeinen noch nach der althergebrachten Methode, daß man zu pflanzlichem Eiweiß etwa dieselbe Menge tierischen Eiweißes zufüttert, ohne besondere Berücksichtigung der Eiweißqualität.

Es dürfte aber keinem Zweifel unterliegen, daß die Art der Eiweißträger sehr einflußreich ist, und daß hier unter Umständen bei sinnvoller Variation eine Einsparung des zuzukaufenden teuren tierischen Eiweißes möglich ist.

Es sollte deshalb die Aufgabe einer größeren Versuchsserie sein, die in der Praxis der deutschen Schweinemast gebräuchlichen pflanzlichen Eiweißquellen auf ihre biologischen Wertigkeiten für Erhaltung und Wachstum und auf die Aufwertungsmöglichkeit mit handelsüblichen Eiweißfuttermitteln zu untersuchen. Die vorliegende 1. Mitteilung berichtet über *Untersuchungen an Schweinen und Ratten mit Soja- und Lupinenkörnern* als Eiweißquellen pflanzlicher Herkunft und *Fischmehl* als dem bei uns verbreitetsten Eiweißfuttermittel tierischer Herkunft.

B. Versuchsplan. Durchführung der Versuche in prinzipieller und methodischer Hinsicht

Grundsätzlich wurde in allen Versuchsserien mit den verschiedenen Futtermitteln bzw. Mischungen die *biologische Eiweißwertigkeit* nach dem Verfahren von THOMAS-MITCHELL geprüft. Im Verlauf der Arbeiten wurde es jedoch klar, daß ein einzelner derartiger Versuch noch keine vollgültige Beurteilung des Wertes für die Fütterung zuließ. In einer Reihe von späteren Versuchsserien wurden die *Ratten* deshalb in längeren Wachstumsversuchen während der Hauptwachstumsperiode (50—180 g Gewicht) mit dem Versuchsfutter gehalten, und in dieser Zeit zwei komplette Versuche zur Wertigkeitsbestimmung nach der N-Bilanzmethode von MITCHELL eingeschaltet.

1. Die *erste Versuchsreihe (R VI)* erstreckte sich auf die Prüfung der Eiweißwertigkeit von *Soja* (Soja hispida) verschiedener Herkunft, und zwar wurde handesübliches Sojaextraktionsschrot, im Folgenden kurz als Sojaschrot bezeichnet, d. h. Ölsaatrückstand von der Fettgewinnung aus importierter Saat, im Vergleich zu drei in Deutschland gezüchteten Sojasorten geprüft. Diese waren: Dieckmanns Heimkraft = „Soja I", Dieckmanns Hochzucht Stamm 2143 = „Soja II" und Strengs Weihenstephaner Schwarze = „Soja III".

2. Die *zweite Versuchsreihe (R III)* behandelte (in gleicher Weise wie die erste) drei Sorten von *bitterstofffreien Lupinen,* nämlich Körner der gelben Süßlupine Weiko II = „Lupine I", der blauen Süßlupine 411 = „Lupine II" und der süßen Weißlupine (Saatzucht Pflug) = „Lupine III"'.

3. Die *dritte Versuchsreihe (R VII* und *R X)* wurde in der oben erwähnten Weise als *kombinierter Wachstums- und N-Bilanzversuch* angelegt. Das Versuchsfutter enthielt jeweils a) Sojaschrot, b) Soja I roh, c) Soja I gedämpft, d) Lupine I roh, e) Lupine I gedämpft, f)Lupine III roh, g) Lupine III gedämpft, h) handelübliches Fischmehl und i) handelsübliches Dorschmehl.

4. Die *vierte Versuchsreihe (R XXI)* befaßte sich mit der Wertigkeitsprüfung von *Sojaschrot-Dorschmehl-Gemischen* in einfachen N-Bilanzversuchen nach MITCHELL. Das Versuchsfutter enthielt einmal Soja als alleinigen Eiweißträger, ferner 7 Gruppen, in denen 15, 20, 25, 30, 35, 40 und 75% des Sojaeiweißes durch Dorschmehl ersetzt wurden und schließlich reines Dorschmehl.

5. Die *fünfte Versuchsreihe (S XIV, S XXI, S XVI, S XVII* wurde *an Schweinen nach der einfachen N-Bilanzmethode* durchgeführt und umfaßte Prüfungen mit Futterrationen, in denen das Eiweiß in folgender Weise vertreten war: a) Sojaschrot, b) Fischmehl, c) 90% Sojaeiweiß + 10% Fischmehleiweiß und d) 75% Sojaeiweiß + 25% Fischmehleiweiß.

6. Die bisher geprüften Futtermischungen enthielten außer dem zu beurteilenden Eiweißträgern nur noch eiweißfreie Bestandteile, z. B. reine Stärke. Die *nächste Versuchsreihe (R XXV* und *R XXVII)* enthält den Vergleich zwischen einer derartigen Versuchsration mit Stärke und einer den praktischen Verhältnissen angepaßten Ration *mit Kartoffeln + Gerste als Grundfutter.* Eiweißträger war ein Gemisch von Sojaschrot + Fischmehl zu gleichen Ge-

wichtsteilen. Variiert wurde ferner die Höhe des Eiweißgehaltes der Ration. Zwei Versuchsgruppen erhielten hohe Eiweißkonzentrationen von etwa 20%, wie sie zu Beginn der Schweinemast üblich sind, zwei andere Gruppen nur die niedrigen Eiweißkonzentrationen (etwa 12%) der Endmastperiode. Die Versuchsreihe wurde als langfristiger Fütterungsversuch angelegt, in den *zwei* N-Bilanzperioden, und zwar in ganz jungem Alter und gegen Ende eingeschaltet wurden.

7. In ähnlicher Weise wie bei der Versuchsreihe 4 wurden zwei Versuche *(R I* u. *R XI)* durchgeführt, bei denen die Futterrationen einmal als Eiweißträger Lupinenkörner (und zwar der süßen Weißlupine III) enthielten und weiterhin Rationen, bei denen jeweils 10, 20, 30, 40 oder 50% des Gesamteiweißes gegen Fischmehleiweiß ausgetauscht wurden.

Bei allen Untersuchungen über den wirklichen Wert eines Eiweißes in der Ernährung sind wir auf *biologische Versuche an den in Frage kommenden Tieren* angewiesen. Die Vorgänge im Organismus sind so kompliziert und vielseitig, und der Ausnutzungsgrad ist von so vielen Funktionen abhängig, die bei der Spaltung des Nahrungseiweißes und dem Aufbau der arteigenen Eiweißsubstanz mitsprechen, daß sie bei analytischen Untersuchungen im Laboratorium schwer reproduzierbar sind. Wenn man z. B. bedenkt, daß die hydrolytische Spaltung, die allen heute vorliegenden *Aminosäurebestimmungen* von Nahrungs- und Futtermitteln zugrunde liegt, mit starken Säuren oder Basen bei Temperaturen von 100° und darüber durchgeführt wird und demgegenüber, auf welch schonende Weise und in wie vielen Einzelvorgängen diese Spaltung im tierischen Organismus vor sich geht, so verwundert es nicht, daß die Ergebnisse der chemischen Analyse denen des biologischen Versuches nur selten entsprechen.

Es mußte demnach bei der Durchführung unserer Versuche die *biologische Methode* gewählt werden, um für die Praxis gültige Ergebnisse zu erhalten, und zwar hätten die Versuche eigentlich an demjenigen Tier durchgeführt werden müssen, auf das die Fragestellung ausgerichtet ist, in unserem Fall also mit *Schweinen.* Trotzdem mußten zunächst *Ratten als Versuchstiere* genommen werden, und zwar aus folgenden Gründen: bei der Bestimmung der biologischen Wertigkeit verschiedener Sorten ein und derselben Pflanzenart bzw. von steigenden Mengen Fischmehl zu einem Eiweißträger konnten nur *geringe Unterschiede* in der biologischen Wertigkeit erwartet werden. Die Unterschiede können daher erst dann als statistisch gesichert angesehen werden, wenn sie durch eine genügende Anzahl von Wiederholungen bestätigt werden. Außerdem verwerten die Tiere in den verschiedenen Wachstumsstadien und abhängig vom jeweiligen Ernährungszustand (Körperreserven!) das Eiweiß nicht gleich gut, wie kürzlich MITCHELL [31] und ALLISON [1] sehr ausführlich erläuterten. Die Bestimmung der *biologischen Wertigkeit von Eiweißträgern,* die miteinander verglichen werden sollen, muß also in Parallelversuchen an *gleichaltrigem* und möglichst *einheitlichem Material* durchgeführt werden. Da jeweils mehr als fünf, manchmal bis zu zwölf Gruppen anzusetzen waren, deren jede mindestens fünf Einzeltiere umfaßte, waren für eine Versuchsreihe etwa 60 Tiere erforderlich. Es ist daher verständlich, wenn diese Versuche nicht mit Schweinen, sondern mit Ratten durchgeführt wurden. Um aber beurteilen zu können, wie weit die Ergebnisse aus den Rattenversuchen auf Schweine übertragen werden können, wurden anschließend *Kontrollversuche an Schweinen* in dem uns hier möglichen Rahmen angesetzt.

Bei der *Wahl des Proteinanteiles* in der Futterration mußten zwei unterschiedliche Momente gegeneinander abgewogen werden. Einmal wird bekanntlich der Ausnutzungsgrad ein und desselben Eiweißes und damit die biologische Wertigkeit niedriger, je höher der Eiweißanteil im Futter ist, wie MITCHELL [25] und HAMILTON [17] zeigen, und wie wir in eignen Kontrollen bestätigt fanden, wobei außerdem der Wertigkeitsrückgang bei den verschiedenen Eiweißträgern nicht gleich groß ist. Dies hat zur Folge, daß auch die Unterschiede in der biologischen Wertigkeit bei hoher Konzentration verschiedener Eiweißarten im allgemeinen geringer werden. Da bei den beabsichtigten Untersuchungen ohnedies keine größeren Unterschiede zu erwarten waren, wäre es für die Beurteilung der Ergebnisse am günstigsten gewesen, einen möglichst kleinen Proteinanteil in der Futterration vorzusehen. Andererseits aber sollten die Versuche möglichst so angelegt werden, daß maximales Wachstum gewährleistet ist, da nur unter diesen Bedingungen eine direkte Übertragung auf die praktische Fütterung möglich ist. In einer neueren Arbeit hat MITCHELL [32] mitgeteilt, daß die untere Grenze für den Rohproteinanteil in der Gesamtfuttertrockensubstanz, die für befriedigendes Wachstum noch ausreicht, bei 12% liegt. Berechnet man andererseits den Rohproteinanteil der in der praktischen Schweinemast üblichen Rationen (Tabelle 2), so ist ersichtlich,

Tabelle 2. *In der praktischen Schweinemast gebräuchliche Futterrationen*

a) zu Beginn der Mast:

	Frischsubstanz g	Trockensubstanz g	Rohprotein g	
Futterkalk	15	15		
Gerste	685	588	77,5	19,95 % Rohprotein i. Tr. davon 27,88 % Fischmehl R. P.-Anteil
Soja	150	134	67,4	
Fischmehl	150	131	65,8	
Kartoffeln	1500	330	25,3	
	2500	1198	236,0	

b) am Ende der Mast:

	Frischsubstanz g	Trockensubstanz g	Rohprotein g	
Gerste	685	588	77,5	12,77 % Rohprotein i. Tr. davon 18,18 % Fischmehl R. P.-Anteil
Soja	150	134	67,4	
Fischmehl	150	131	65.8	
Kartoffeln	9000	1980	151.2	
Futterkalk	15	15		
	10 000	2848	361.9	

daß er von etwa 19% zu Beginn auf 12% am Ende der Mast abfällt. Aus diesen Überlegungen heraus wurde in den Futterrationen der Versuche ein Rohproteinanteil von 12% der Trockensubstanz zugrundegelegt. Es schien richtiger, vom Gesamt-N für die Berechnung auszugehen und nicht vom Reineiweiß-N, da sich in den N-Bilanzanalysen der verwendeten Futtermittel (Tabelle 3) gezeigt hatte, daß der Amid- und NH_3-N-Anteil so klein ist, daß er die Eiweißmenge in der Ration nicht wesentlich beeinflußt.

Tabelle 3. *N-Substanzverteilung der verwendeten Eiweißträger* (auf Trockensubstanz berechnet)

	Roh-protein % (N·6,25)	Ges. N %	Ges. Eiweiß-N %	Unlösl. Eiweiß-N %	Lösl. Eiweiß-N %	Amid-N %	NH_3-N %	α-Amino-N %
Eipulver	43,63	6,98	6,57	3,75	2,82	0,176	0,003	0,124
Magermilchpulver	33,88	5,42	5,07	4,32	0,75	0,128	0,0086	0,000
Dorschmehl	73,13	11,7	10,08	8,90	1,18	0,086	0,148	0,255
Fischmehl	63,88	10,22	9,23	8.50	0,68	0,047	0,136	0,143
Soja I, roh	31,63	5,06	4,70	4,09	0,60	0,059	0,098	0,069
Soja I, ged.	32,56	5,21	5,13	4,90	0,26	0,017	0,014	0,004
Soja II	37,25	5,96	5,30	3,50	1,81	0,172	0,023	0,165
Soja III	40,44	6,47	5,95	4,75	1,19	0,154	0,016	0,110
Sojaschrot	50,94	8,15	7,93	7,67	0,26	0,042	0,010	0,111
Lupine I, roh	45,44	7,27	6,74	6,56	0,18	0,023	0,033	0,157
Lupine I, ged.	45,31	7,25	7,08	6,79	0,29	0,040	0,037	0,000
Lupine II	35,75	5,72	5,36	5,02	0,34	0,038	0,018	0,123
Lupine III, roh	34,06	5,45	5,04	4,41	0,63	0,085	0,031	0,154
Lupine III, ged.	34,13	5,46	5,08	4,81	0,26	0,044	0,013	0,098

C. Versuchsdurchführung in methodisch-technischer Hinsicht

Zur *Bestimmung der biologischen Wertigkeit* der verschiedenen Eiweißarten und -gemische wurde, wie schon erwähnt, hauptsächlich die N-Bilanzmethode verwendet, die von THOMAS [38] für Versuche an Menschen ausgearbeitet und von MITCHELL [24] für *Rattenversuche* modifiziert wurde. Als Versuchstiere dienten uns zahme Ratten, die von wenigen genetisch möglichst einheitlichen Zuchtpaaren ausgehend, bei uns seitdem in fünf Generationen ingezüchtet wurden *). Zweifellos war dies das genetisch einheitlichste Material, das in Deutschland zur Verfügung stand. Die Tiere wurden stets in gleichem Entwicklungszustand und so jung wie möglich (Gewicht 50—60 g) für die Versuche herangezogen, da sie in diesem Zustand auf Differenzen in der Eiweißwertigkeit verschiedener Rationen am besten ansprachen.

In methodisch-technischer Hinsicht wurden im allgemeinen die von MITCHELL [30] vorgeschriebenen Bedingungen eingehalten. Im einzelnen ist dazu noch folgendes auszuführen. Als Grundfutter diente Milocornstärke mit einem N-Gehalt von etwa 0,1%. Der Fettgehalt der Rationen wurde durch Zusatz

*) Das Ausgangsmaterial bildeten einige Zuchtpaare aus d. Physiol. Inst. der Bayer-Werke, Wuppertal-Elberfeld, die uns entgegenkommenderweise von Herrn Prof. Dr. H. WEYLAND überlassen wurden, wofür auch an dieser Stelle ganz besonders gedankt werden soll.

von Pflanzenölen auf stets gleichbleibender Höhe von 5%. gehalten. Entsprechend dem täglichen Bedarf wurden die notwendigen Vitamine und Mineralstoffe in reiner Form dem Futter beigemischt. Genaue Angaben der Futterzusammensetzung sind im experimentellen Teil gemacht. Die Ernährung in den Versuchen über die endogene N-Ausscheidung wurde nicht mit ganz eiweißfreier Kost, sondern mit einem Futter durchgeführt, das (auf Trockensubstanz bezogen) 4% Eiweiß in Form von Volleipulver enthielt. Auf diese Weise wurden die früher manchmal auftretenden Schwierigkeiten einer ganz eiweißfreien Ernährung vermieden, insbesondere verloren die Versuchstiere nicht wesentlich an Gewicht usw.

Um eine möglichst verlustlose Futteraufnahme zu erreichen, wurden nach Erprobung verschiedener Möglichkeiten, auf einen Vorschlag aus dem Institut für Haustierernährung Zürich hin, Glasnäpfe (Höhe 35 mm, Durchmesser 50 mm) als Futterbehälter verwendet, die mit einem Metalldeckel versehen waren, der in der Mitte ein kreisrundes Loch von 28 mm Durchmesser hatte. Das Futter wurde als trockenes Mehl eingefüllt und mit einem weitmaschigen Drahtnetz (8 mm Maschenweite) bedeckt. Auf diese Weise konnten die Ratten nur noch mit dem Kopf zum Futter gelangen, und es lediglich mit der Zunge aufnehmen. Dadurch ergab sich eine weitgehende Unterbindung des Futterverstreuens. Ein Umwerfen der Näpfe wurde dadurch vermieden, daß sie mit Blechlaschen, die am Deckel angebracht sind, am Boden der Versuchskäfige befestigt wurden.

Kot und Harn der Tiere wurden in Schalen unterhalb der Versuchskäfige aufgefangen und nach der von MITCHELL erprobten Arbeitsweise mittels Filterpapier getrennt. Der Kot wurde täglich gesammelt und in seiner Gesamtmenge in Kjeldahlkolben, die mit konzentrierter Schwefelsäure beschickt waren, vereinigt.

Die Gewinnung des Harns zur Analyse wurde gegenüber der Originalvorschrift etwas vereinfacht, indem statt täglich neue Filter zu verwenden, das jeweils verwendete Filterpapier (nach Abnehmen des Kotes) mit verdünnter Schwefelsäure schwach angesäuert und einen Tag lang mit der Schale getrocknet wurde. So wurde der Gesamtharn der sieben Versuchstage mit zwei Filtern abwechselnd aufgefangen, die am Ende des Versuches gemeinsam extrahiert wurden.

Die *Versuche an Schweinen* wurden sämtlich ebenfalls nach der Methode von MITCHELL durchgeführt, die im Berliner Institut für Tierernährungslehre für diese Tierart ausgearbeitet und von MANGOLD, SCHIFTAN, LINTZEL, COLUMBUS u. a.[35, 23, 12] in vielen Versuchen erprobt worden ist. Eine nähere Beschreibung der Versuchstechnik erübrigt sich deshalb, zumal eine solche sehr ausführlich durch DREYER[16] in seiner aus dem hiesigen Institut hervorgegangenen Dissertation erfolgt ist. Die absoluten Werte bei der Bestimmung der biologischen Eiweißwertigkeit sind leider nicht in derartigem Ausmaß reproduzierbar, daß man die Ergebnisse zu verschiedenenen Zeiten angestellter Versuche direkt miteinander vergleichen kann. Es wurden deshalb *bei jeder neuen Versuchsreihe* eine oder mehrere Bezugssubstanzen, z. B. reines Sojaschrot, mituntersucht, um eine Kontrolle und die Anschlußmöglichkeit an andere Befunde zu haben.

D. Beschreibung der Versuche und Diskussion der Ergebnisse*

1. Die *erste Versuchsreihe* (s. S. 345) hatte den Zweck, die natürlichen Unterschiede und Schwankungen der biologischen Eiweißwertigkeit bei einzelnen Sorten von *Sojabohnen* festzustellen und insbesondere handelsübliches, aus importierter Saat hergestelltes *Sojaextraktionsschrot* mit einigen in Deutschland angebauten Sojaarten zu vergleichen.

Für die N-Bilanzversuche an Ratten, die in der allgemein üblichen Form zur Durchführung kamen, wurde das Futter, das in Pulverform gegeben wurde, für 10 Tage (3 Tage Vorversuch, 7 Tage Hauptversuch) im Ganzen vorbereitet, d. h. im Mörser sehr gut durchgemischt und nun täglich jeweils der zehnte Teil der Futtermischung gegeben. Da die *Zusammensetzung* des Futters bei allen Versuchen bis auf die Eiweißkomponente gleich gehalten wurde, sei sie hier nur an einem Beispiel erläutert (Tabelle 4).

Tabelle 4. *Futterration pro Tier und Tag in Versuchsreihe 1*

Stärke	6,95 g	Stärke	6,30 g
Sojaschrot	2,66 g	Soja I	3,84 g
Vitamin-B-Gemisch	0,50 g	Vitamin-B-Gemisch	0,50 g
Mineralsalze	0,50 g	Minerals.-Gemisch	0,50 g
Öl-Gemisch	0,50 g	Vitamin A. D_3-Präparat	3 mg
Stärke	6,70 g	Stärke	6,94 g
Soja II	3,39 g	Soja III	3,20 g
Vitamin-B-Gemisch	0,50 g	Vitamin-B-Gemisch	0,50 g
Mineralsalze	0,50 g	Mineralsalze	0,50 g
Vitamin A	150 E.	Vitamin A. + D_3	3 mg
Vitamin D_3	15 E.		

Das Vitamin-B-Gemisch setzte sich zusammen aus:

Aneurin	250 mg	Adermin	100 mg
Lactoflavin	100 mg	Pantothens. Calcium	150 mg
Nicotinsäureamid	1000 mg		

Das Mineralsalzgemisch setzte sich zusammen aus:

	%	0,5 g Gemisch enthalten:			
			$FeSO_4$	0,803	4,02 mg
			$MnSO_4$	0,102	0,51 mg
NaCl	29,18	145,8 mg	$CuSO_4$	0,014	70 γ
$CaHPO_4$	19,85	99,3 mg	$Kal(SO_4)_2$	0,007	35 γ
$KHCO_3$	18,96	94,8 mg	$CoCl_2$	0,007	35 γ
$CaCO_3$	21,58	107,9 mg	KJ	0,0035	17,5 γ
K_2HPO_4	6,21	31,1 mg	$ZnCO_3$	0,0035	17,5 γ
$MgCO_3$	3,28	16,4 mg	NaF	0,0007	3,5 γ

Der Fettgehalt wurde in allen Rationen auf etwa 5% i. Tr. gehalten. In den Fällen, wie z. B. bei Vollsoja, in denen er schon annähernd 5% ausmachte, wurde Vit. E als Tocopherolacetat in Pulverform (5 I.E. tägl.), Vit. A und Vit. D als gleichfalls pulverförmiges Konzentrat Rovimix (150 bzw. 15 I.E.) zugesetzt.

Vit. E als dl-α-Tocopherolacetat (1000 I.E,/g)
Vit. A + D_3 Rovimix (50 000 I.E./g A/5000 I.E./g D_3)

*) Die den Versuchen zugrunde liegenden experimentellen Einzeldaten sind in ausführlicher Form im Institut für Tierernährung unserer Anstalt niedergelegt.

Bei fettfreien Futtermitteln, wie z. B. Sojaextraktionsschrot, mußte Öl zugegeben werden. In diesem Falle wurden zwei Teile handelsübliches Pflanzenöl mit zwei Teilen Lebertran und einem Teil Weizenkeimöl gemischt, so daß mit der täglichen Ölgabe auch die Vitamin A, D und E-Versorgung gesichert war *).

Übersicht 1. *Verdaulichkeit und biologische Wertigkeit des Eiweiß* (im Mittel von je 5 Versuchstieren)

Versuch *R VI*

Material	Sojaschrot	Soja I	Soja II	Soja III
Scheinbare Verdaulichkeit	79,6	68,5	66,3	62,6
Wahre Verdaulichkeit	87,5	75,6	75,1	69,3
Biologische Wertigkeit	72,6	73,4	67,4	69,6

Bei den in der beigegebenen Übersicht dargestellten Ergebnissen ist nun bemerkenswert, daß der *Verdauungswert für Sojaschroteiweiß nicht unerheblich höher liegt als bei den unbehandelt*, also roh verfütterten Sojabohnen. Dafür ist wahrscheinlich der in der rohen Sojabohne enthaltene Hemmstoff für Trypsin verantwortlich. Die biologischen Eiweißwertigkeiten aller vier untersuchten Materialien sind praktisch von der gleichen Größenordnung und entsprechen auch den aus der Literatur bekannten Werten. Der sehr unterschiedliche Eiweißgehalt der einzelnen Sorten — er schwankt, auf fettfreie Trockenmasse berechnet, zwischen 36 und 50% (siehe Tabelle 3) wirkt sich nicht in erkennbarer Weise auf die Höhe der biologischen Wertigkeit aus.

2. Die gleiche Prüfung wie für Soja wurde in der *zweiten Versuchsreihe* mit drei verschiedenen Arten *bitterstoffreier Lupinen* durchgeführt (s. S. 345). die sowohl untereinander als auch mit Sojaeiweiß als Eiweißträger verglichen werden sollten. Die bisher vorliegenden Befunde anderer Autoren [12] u. [36] haben für die Körner der gelben und blauen Süßlupine recht gute Eiweißwertigkeiten ergeben, die etwa denen von Soja entsprechen und sehr viel günstiger liegen, als bei anderen Hülsenfrüchten wie Bohnen, Erbsen, Wicken und dergleichen. Die Resultate der drei Versuche zeigt die nachfolgende Übersicht 2.

Übersicht 2

Material:	Lupine I	Lupine II	Lupine III
Scheinbare Verdaulichkeit	60,4	67,7	78,1
Wahre Verdaulichkeit	68,3	75,7	86,1
Biologische Wertigkeit	50,0	51,6	57,0

Das Ergebnis ist allerdings nur mit gewissen Vorbehalten wiederzugeben. Die Tiere fraßen die Rationen vor allem mit den Lupinen I und II wegen des bitteren Geschmackes der rohen Körner nur ungern und unvollständig, so daß eine ganze Zahl der ursprünglich im Versuch befindlichen Tiere aus-

*) Anmerkung: Die in unseren Versuchen verwendeten Vitaminpräparate wurden in dankenswerter Weise von der Firma Hoffmann La Roche, Grenzach/Bd. zur Verfügung gestellt.

schied *). Bei der Lupine III war die Futteraufnahme günstiger, indessen weder jetzt noch in den späteren Versuchen so voll befriedigend, wie es wünschenswert gewesen wäre. Es erschien deshalb notwendig, weitere Versuche hinsichtlich des Eiweißwertes der Lupinen anzustellen, die nun hauptsächlich mit Lupine III als Versuchsmaterial durchgeführt wurden (s. u.).

3. Bei der *dritten Versuchsreihe* (s. S. 345) wurden in einer größeren Zahl von Einzelserien zum ersten Mal langfristige Fütterungsversuche kombiniert mit N-Bilanzen durchgeführt. Insbesondere sollten die Eiweißwertigkeiten einiger *Soja-* und *Lupinenarten* direkt miteinander und mit denen zweier *Fischmehl*sorten verglichen werden. Gleichzeitig wurde der *Einfluß des Dämpfens* (Zerstörung etwaiger Hemmstoffe usw.) auf die Wertigkeit bei den Körnern der Soja I und der Lupinen I und III geprüft. Die Zusammensetzung der Eiweißträger ist aus der Tabelle 3 auf Seite 348 zu ersehen. Übersicht 3 gibt die Ergebnisse der Versuche dieser Reihe wieder.

Übersicht 3 I. Erster Bilanzversuch der Serie. Junge Ratten, 37 Tage alt (Gewicht: 50—70 g)

	scheinbare Verdaulichkeit	wahre Verdaulichkeit	biologische Wertigkeit des Eiweiß
a_1 Sojaschrot	81,5	89,5	60,0
b_1 Soja I, roh	64,6	72,9	60,7
c_1 Soja I, ged.	80,5	88,2	81,0
d_1 Lupine I, roh	78,6	88,6	41,0
e_1 Lupine I, ged.	78,9	86,4	53,4
f_1 Lupine III, roh	74,5	82,9	62,0
g_1 Lupine III, ged.	65,3	73,6	57,8
h_1 Fischmehl	76,8	85,3	56,4
i_1 Dorschmehl	83,8	92,3	57,8

II. Zweiter Bilanzversuch der Serie. Alte Ratten, 87 Tage alt (Gewicht: 150—180 g) am Ende des Wachstumsversuches

	scheinbare Verdaulichkeit	wahre Verdaulichkeit	biologische Wertigkeit des Eiweiß
a_2 Sojaschrot	74,5	82,6	67,3
b_2 Soja I, roh	64,4	72,9	60,8
c_2 Soja I, ged.	71,4	79,2	81,5
d_2 Lupine I, roh	75,4	85,6	43,0
e_2 Lupine I, ged.	67,8	75,4	49,5
f_2 Lupine III, roh	72,4	80,8	62,0
g_2 Lupine III, ged.	58,3	66,6	64,0
h_2 Fischmehl	79,4	87,9	55,4
i_2 Dorschmehl	83,1	91,7	51,0

Der über eine Zeit von insgesamt 51 Tagen durchgeführte *Fütterungs- und Wachstumsversuch*, bei dem die Tiere das für die Bilanzversuche verwendete Futtergemisch an den vom Bilanzversuch freien Tagen nach Belieben aufnehmen konnten (später wurde in derartigen Versuchen mit genau festgestellter

*) Alkaloidgehalt der Lupinen: Lupine I: 0,010%
Lupine II: 0,046%
Lupine III: 0,001%

Futteraufnahme gearbeitet), brachte folgendes Resultat (im Mittel aller Versuchstiere jeder Serie):

	Gesamtzunahme g	Ø tgl. Zunahme g
Sojaschrot	98,5	1,93
Soja I, roh	94,6	1,85
Soja I, ged.	111,1	2,18
Lupine I, roh	69,6	1,36
Lupine I, ged.	74,4	1,46
Lupine III, roh	78,6	1,54
Lupine III, ged.	84,9	1,64
Fischmehl	101,9	1,99
Dorschmehl	106,4	2,08

Bei den Ergebnissen dieser dritten Versuchsreihe ist zunächst die erhebliche Steigerung von Verdaulichkeit und Wertigkeit des Eiweißes von Interesse, die bei Vollsoja durch Dämpfen (20 Minuten im Autoklaven bei 1 atü und 120⁰) erreicht wird. Die gedämpfte Vollsoja (I) wies das höchstwertige Eiweiß aller untersuchten Materialien auf, und zwar so eindeutig, daß an der Richtigkeit des Resultates nicht gezweifelt werden kann. Eine entsprechende Wirkung bei den Lupinenkörnern fehlt. Es tritt hier in manchen Fällen sogar ein Rückgang der Eiweißverdaulichkeit ein. Die Sortenunterschiede sind auch bei der Lupine beträchtlich. Die relativ niedrigen Wertigkeiten der Fischmehleiweiße, die hinter den Erwartungen zurückbleiben, sind wahrscheinlich auf das Material zurückzuführen, das einen hohen Leimanteil = Kollagen aufwies, dessen Minderwertigkeit bekannt ist. Die Resultate des Fütterungsversuches stehen mit denen der N-Bilanzmethode in gutem Einklang, so daß trotz der prinzipiellen Bedenken gegen die reine Wachstumsmethode (s. b. MITCHELL [26, 29]) sie als Bestätigung unter gewissen Voraussetzungen gut brauchbar erscheint. Daß im vorliegenden Falle die Fischmehle im Wachstumsversuch etwas besser abschneiden als nach ihrer exakten biologischen Wertigkeit anzunehmen war, liegt daran, daß infolge der größeren Schmackhaftigkeit der fischmehlhaltigen Rationen (besonders gegenüber denen mit Lupinen) die Tiere an den nicht kontrollierten Tagen mehr fraßen und dadurch z. T. bessere Zunahmen hatten.

Die absolute Höhe der nach obigem Verfahren ermittelten biologischen Wertigkeiten muß unter dem Gesichtspunkt betrachtet werden, daß die gewählte Rohproteinkonzentration von 12% durchweg niedrigere Werte ergibt, als die sonst oft zur Erzielung maximaler Unterschiede gewählten geringeren Konzentrationen von z. B. 6—8%. Um einen direkten Vergleich mit gut bekannten Standardsubstanzen zu haben, wurde deshalb ein N-Bilanzversuch unternommen, bei dem Sojaschrot, Dorschmehl, Magermilchpulver und Volleipulver (amerik.) genau in der oben beschriebenen Weise untersucht wurden. Das Ergebnis zeigt die folgende kleine Übersicht 3a. Die absoluten Werte dieses Versuches erscheinen relativ niedrig, da sie mit etwa 100 g schweren Ratten durchgeführt wurden. Für ganz junge Ratten würden die Werte etwas höher liegen.

4. Es folgte nun eine *vierte Versuchsreihe* (s. S. 345), bei der eine etwaige Ergänzungswirkung zwischen *Sojaeiweiß* und *Fischmehleiweiß* bei den verschiedensten Konzentrationsverhältnissen festgestellt werden sollte. Verwendet

Übersicht 3a *Wert des Eiweiß bei 12% Anteil in der Trockensubstanz*

Eiweißquelle	scheinbare Verdaulichkeit	wahre Verdaulichkeit	biologische Wertigkeit
Sojaschrot	74,2	80,5	56,5
Dorschmehl	85,4	91,9	61,5
Magermilchpulver	74,2	81,4	66,4
Volleipulver	85,6	92,2	69,3

wurden die schon aus früheren Versuchen her gut bekannten Komponenten Sojaschrot und Dorschmehl. Diese Versuchsreihe (Nr. 4) brachte für die reinen Substanzen und eine gewisse Mischungs-Staffelung folgende Ergebnisse (siehe Übersicht 4):

Übersicht 4

Prüfung des Eiweiß in Sojaschrot-Dorschmehl-Gemischen

Eiweißquelle	scheinbare Verdaulichkeit	wahre Verdaulichkeit	biologische Wertigkeit
a) Reines Sojaschrot	82,4	89,0	59,4
b) 85 % Soja + 15 % Dorschmehl	83,4	89,6	59,1
c) 80 % Soja + 20 % Dorschmehl	81,6	89,0	60,5
d) 75 % Soja + 25 % Dorschmehl	82,6	89,9	59,8
e) 70 % Soja + 30 % Dorschmehl	81.8	89,1	60,5
f) 65 % Soja + 35 % Dorschmehl	84,0	90,8	61,0
g) 60 % Soja + 40 % Dorschmehl	82,7	89,6	61,3
h) 25 % Soja + 75 % Dorschmehl	85,6	91,9	65,6
i) Reines Dorschmehl	88.4	95,4	63,6

Das Resultat der Versuchsreihe zeigt eindeutig, daß von einer Ergänzungswirkung der Mischungen hinsichtlich des Eiweißwertes keine Rede sein kann. Die sich bei steigendem Dorschmehlanteil andeutende ganz geringe Wertigkeitssteigerung liegt durchaus innerhalb der Fehlergrenze bzw. Schwankungsbreite der biologischen Methodik und ist damit keinesfalls gesichert. In keinem Fall ist eine sichere Erhöhung über den Wert beider Komponenten vorhanden, wie man es in anderen Fällen beobachtet, und wie es bei dem *geringen Wertigkeitsunterschied* zwischen Soja- und Dorschmehleiweiß hätte eintreten müssen, wenn eben charakteristische aber unterschiedliche Differenzen und Mängel beider Komponenten bestünden, die sich gegenseitig ausglichen.

5. Um dieses Resultat hinsichtlich der Ernährung der jungen wachsenden Schweine zu fixieren, wurden in den entsprechenden *Versuchen mit Schweinen* (s. S.) einige *Sojaschrot-Fischmehl*mischungen neben den reinen Komponenten auf ihren Eiweißwert geprüft, und zwar mit dem in der Übersicht 5 zusammengefaßten Ergebnis.

Übersicht 5

Eiweißquelle	scheinbare Verdaulichkeit	wahre Verdaulichkeit	biologische Wertigkeit
a) S XIV Reines Sojaschrot	84,2	89,4	60,8
b) S XVI 90 % Soja + 10 % Fischmehl	86,3	92,0	60,9
c) S XVII 75 % Soja + 25 % Fischmehl	87.8	92,3	58.3
d) S XXI Reines Fischmehl	80,9	86,5	59,0

Es ergibt sich hiernach auch in dieser 5. Versuchsreihe *keine sichere Differenz in der Wertigkeit von Soja- und Fischmehleiweiß* und ebenfalls *keine Ergänzungswirkung* der beiden Eiweißquellen gegenseitig. Nach allen diesen Versuchen muß man schließen, daß eine „Aufwertung" des Eiweißes im Sojaschrot durch handelsübliche Fischmehle nicht in merklichem Ausmaß stattfindet. Dieses Ergebnis ist nicht unerwartet, da man, wie schon in der Einleitung festgestellt wurde, für beide Eiweißträger Methionin als limitierende Aminosäure anzunehmen hat. Dieser relative Mangel an Methionin besteht nach den vorliegenden Versuchen auch für das Schwein, das an sich vielleicht einen geringeren Methioninbedarf hat als die Ratte.

Andererseits steht es außerhalb jeden Zweifels, daß tierische Eiweißträger wie Fleischmehl, Fischmehl, Magermilch und dergleichen in den praktischen Mastrationen für junge Schweine eine erhebliche und wertigkeitssteigernde Wirkung entfalten, während der Effekt rein pflanzlicher Eiweißträger selbst in mannigfacher Kombination stets dahinter zurückbleibt. Nachdem in den jetzt vorgelegten Resultaten sich keine gegenseitige Förderung der Eiweißwertigkeit zwischen den beiden Haupteiweißträgern Sojaschrot und Fischmehl ergeben hat, muß die eigentliche Ergänzungswirkung mit dem Eiweiß des Grundfutters stattfinden, das entweder aus Getreide und Getreideprodukten oder aus Hackfrüchten mit einem Getreidebeifutter besteht.

6. Die *folgende, sechste Versuchsreihe* schließt sich deshalb hinsichtlich der Futterzusammenstellung an die Rationen der praktischen Schweinemast an (Versuchsplan s. S. 345/46), wie sie in der Tabelle 2 aufgeführt wurden.

Übersicht 6

I. Erster N-Bilanzversuch mit *jungen* Ratten, 31 Tage alt (Gewicht: 55—65 g)

Futter	Eiweiß-konzentration	scheinbare Verdaulichkeit	wahre Verdaulichkeit	biologische Wertigkeit
a_1) Stärke + Soja + Fischmehl	19,9 %	71,5	75,3	39,0
b_1) Gerste + Kartoffeln + Fischmehl	19,9 %	69,2	73,6	46,3
c_1) Stärke + Soja + Fischmehl	12,8 %	74,2	80,9	49,4
d_1) Gerste + Kartoffeln + Soja + Fischmehl	12,8 %	68,1	74,3	63,4
II. Zweiter N-Bilanzversuch mit *älteren* Ratten, 46 Tage alt (Gewicht: 110—120 g)				
a_2) Stärke + Soja + Fischmehl	19,9 %	70,7	74,3	47,0
b_2) Gerste + Kartoffeln + Soja + Fischmehl	19,9 %	74,8	79,1	54,3
c_2) Stärke + Soja + Fischmehl	12,8 %	74,5	81,5	61,8
d_2) Gerste + Kartoffeln + Soja + Fischmehl	12,8 %	67,3	73,6	73,3

Die geprüfte Eiweißmischung hatte in den einzelnen Serien folgende Herkunft (Übersicht 6a):

Übersicht 6a

A. Gesamteiweißkonzentration 19,9%
davon a) 27,9% in Fischmehl
72,1% in Sojaschrot
b) 27,9% in Fischmehl
32,8% in Gerste
28,6% in Sojaschrot
10,7% in Kartoffeln

B. Gesamteiweißkonzentration 12,8%
davon c) 18,2% in Fischmehl
81,8% in Sojaschrot
d) 18,2% in Fischmehl
21,4% in Gerste
18,6% in Sojaschrot
41,8% in Kartoffeln

Das Versuchsergebnis zeigt zunächst gewisse *Unterschiede in der Eiweißverwertung bei verschiedenem Lebensalter und* eine sehr beträchtliche Differenz zu Ungunsten der *höheren Konzentration* von etwa 20% Eiweiß (in der Trockenmasse) des Futters. Es erscheint danach vielleicht erfolgversprechend,

Abb. 1

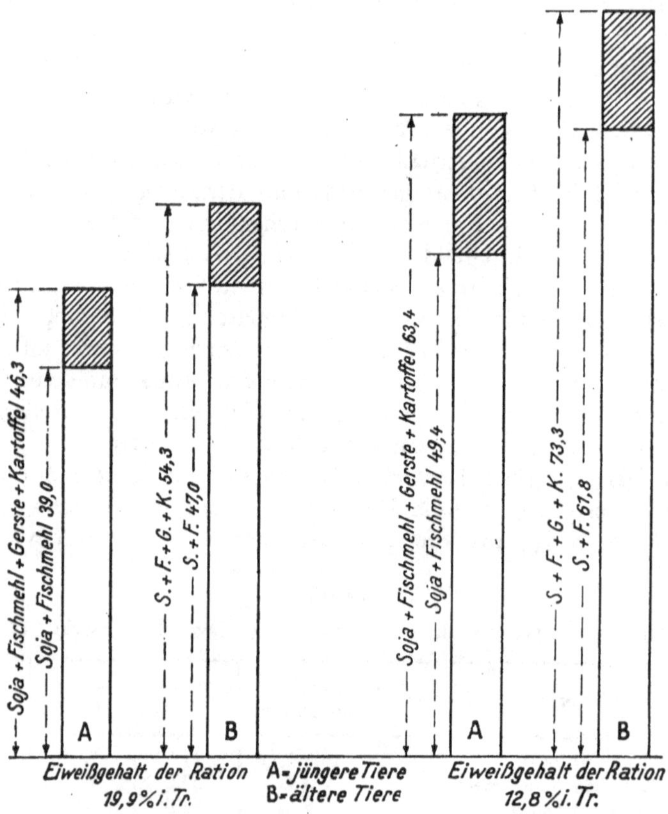

Teilweiser Ersatz des Sojaschroteiweißes durch Gerste- + Kartoffeleiweiß. Der schraffierte Teil zeigt die Wertigkeitserhöhung an, die bei diesem Ersatz eintritt

durch entsprechende Fütterungsversuche die Möglichkeit einer Eiweißeinsparung im Anfang der Mast zu prüfen, soweit eine solche ohne Beeinträchtigung der *absoluten Höhe des N-Ansatzes* erreicht werden kann. Sehr eindrucksvoll ist aber die *starke Erhöhung der Wertigkeit* in allen Fällen, in denen das Sojaschrot zum Teil durch Gerste und Kartoffeln ersetzt wurde. Aus dieser Erhöhung geht eine beträchtliche *Ergänzungswirkung des Eiweißes der Sojaschrot-Fischmehl-Mischung* gegenüber dem Eiweiß des Grundfutters hervor, deren Ausmaß aus der nachfolgenden graphischen Darstellung (Fig. 1) besonders anschaulich wird. Es soll die Aufgabe weiterer Versuche sein, diese Ergänzungwirkung näher zu erhellen, z. B. welchen Anteil die Anwesenheit und Konzentration der Einzelkomponenten daran hat, insbesondere, ob hier einer der besonderen Einflüsse des Eiweißes tierischer Herkunft liegt, jedenfalls im Vergleich zum Sojaeiweiß.

7. Zum Abschluß der vorliegenden Versuchsreihe wurde das Eiweiß der *Lupinen* hinsichtlich einer etwaigen Ergänzung durch tierisches Eiweiß, d. h. *Fischmehl*, einer ähnlichen Prüfung unterzogen, wie das des Sojaschrotes in Versuchsreihe 4. Die Ergebnisse (Versuchsplan s. S. 346) sind in den folgenden Übersichten 7 bis 7c dargestellt.

Übersicht 7

Junge Ratten (Gewicht ca. 55—70 g). Kombinationen von Lupinen mit Fischmehleiweiß

Eiweißträger	scheinbare Verdaulichkeit	wahre Verdaulichkeit	biologische Wertigkeit des Eiweiß
a) Lupine allein	73,5	81,0	54,8
b) 91,7 % Lupine + 8,3 % Fischmehl	74,5	81,5	59,3
c) 81,5 % Lupine + 18,5 % Fischmehl	71,8	80,5	60,5
d) 72,6 % Lupine + 27,4 % Fischmehl	70,3	78,0	68,0
e) 52,8 % Lupine + 47,2 % Fischmehl	73,3	81,3	63,0

Übersicht 7 a

Junge Ratten (Gewicht ca. 58—80 g)

Eiweißträger	scheinbare Verdaulichkeit	wahre Verdaulichkeit	biologische Wertigkeit des Eiweiß
a) Lupine allein	63,5	72,0	57,3
b) 90 % Lupine + 10 % Fischmehl	65,8	72,5	60,0
c) 80 % Lupine + 20 % Fischmehl	69,7	78,0	68,0
d) 70 % Lupine + 30 % Fischmehl	72,5	80,3	65,8
e) 60 % Lupine + 40 % Fischmehl	75,5	82,8	68,0
f) 50 % Lupine + 50 % Fischmehl	75,2	83,8	62,8

Übersicht 7 b

Alte Ratten (ca. 130—170 g)

Eiweißträger	scheinbare Verdaulichkeit	wahre Verdaulichkeit	biologische Wertigkeit des Eiweiß
a) Lupine allein	74,0	80,8	39,2
b) 85 % Lupine + 15 % Fischmehl	71,8	79,2	49,2
c) 80 % Lupine + 20 % Fischmehl	74,7	83,0	48,3
d) 75 % Lupine + 25 % Fischmehl	73,8	81,4	46,8
e) 70 % Lupine + 30 % Fischmehl	74,8	82,5	48,8
f) 65 % Lupine + 35 % Fischmehl	73.5	80,7	52,2
g) 60 % Lupine + 40 % Fischmehl	77,0	84,4	52,6
h) 50 % Lupine + 50 % Fischmehl	77,7	86,0	57,2
i) Dorschmehl allein	81,6	88,8	59,8

Bei dem über 42 Tage durchgeführten Wachstumsversuch wurden die in der Übersicht 7c folgenden Resultate erhalten:

Übersicht 7 c

Eiweißträger	Gesamtzunahme je Tier im Durchschnitt g	Durchschnittliche tägliche Zunahme g
Lupine allein	48	1,1
90 % Lupine + 10 % Dorschmehl	86	2,0
80 % Lupine + 20 % Dorschmehl	94	2,2
70 % Lupine + 30 % Dorschmehl	102	2,4
60 % Lupine + 40 % Dorschmehl	96	2,2
50 % Lupine + 50 % Dorschmehl	94	2,2
Dorschmehl allein	103	2,4

Die Ergebnisse der Versuchsreihen lassen darauf schließen, daß *ähnlich wie beim Sojaeiweiß auch für das Eiweiß der Lupinen* eine ausgesprochene *Ergänzungswirkung* durch die Kombination *mit Fischmehleiweiß nicht mit Sicherheit* eintritt, wenn auch die Wertigkeitsdifferenz der beiden Materialien als Eiweißträger etwas deutlicher ausgeprägt ist. Allerdings ist, wie aus den genauen vollständigen Daten hervorgeht, der sehr erhebliche Unterschied, der beim Wachstumsversuch zwischen der Ration mit Lupinen allein gegenüber den Mischungen mit Fischmehl besteht, hauptsächlich auf die wesentlich geringere Futteraufnahme zurückzuführen, die infolge der geringeren Schmackhaftigkeit der Lupinenkörner stattfand.

E. Zusammenfassung

Es wurde in N-Bilanzversuchen an Ratten die biologische Wertigkeit von drei deutschen Sojasorten im Vergleich zu handelsüblichem Sojaextraktionsschrot bei einem Rohproteinanteil von 12% i. Tr. bestimmt und festgestellt, daß die Werte nicht wesentlich voneinander abweichen trotz großer Unterschiede im Rohproteingehalt der einzelnen Sorten.

Die Differenz im Verdauungswert, der für Sojaschrot nicht unerheblich höher gefunden wurde als für die roh verfütterten Sojabohnensorten, ist wahrscheinlich auf den in rohen Sojabohnen enthaltenden Hemmstoff für Trypsin zurückzuführen.

Die auf die gleiche Weise für drei Lupinensorten gefundenen relativ großen Unterschiede der biologischen Wertigkeit sind vermutlich auf ungünstig wirkende Begleitstoffe zurückzuführen. Die gelbe Lupine mit dem niedrigsten Wert wies z. B. einen bitteren Beigeschmack auf.

In kombinierten Fütterungs- und N-Bilanzversuchen wurden einige Soja- und Lupinenarten und zwei Fischmehlsorten direkt miteinander in Vergleich gesetzt. Gleichzeitig wurde der Einfluß des Dämpfens auf die Wertigkeit von Soja- und Lupinenkörnern geprüft. Durch Dämpfen wurde der Wert des Eiweißes von Vollsoja eindeutig so weit erhöht, daß er in einem Falle auch über demjenigen der Fischmehle lag. Allerdings zeigten die geprüften Fischmehle, wahrscheinlich infolge hohen Kollagengehaltes, niedrige Werte. Die Resultate des Fütterungsversuches stehen in gutem Einklang mit denen der N-Bilanzmethode.

In einer Untersuchung über die Ergänzungswirkung von Dorschmehl und Sojaschrot konnte keine Erhöhung des Eiweißwertes festgestellt werden.

Diese Resultate wurden in N-Bilanzversuchen an Schweinen bestätigt.

Es wurde nun die in der praktischen Schweinemast unzweifelhaft vorhandene Ergänzungswirkung von Fischmehl zu pflanzlichem Eiweiß, das sich in der Regel aus Soja, Gerste und Kartoffeleiweiß zusammensetzt, im Vergleich zu Soja und Fischmehl allein überprüft, und eine erhebliche Steigerung der biologischen Eiweißwertigkeit für die Mischung von Soja, Gerste und Kartoffel gegenüber Soja allein festgestellt.

Außerdem zeigte dieser Versuch, der in zwei verschiedenen Lebensaltern durchgeführt wurde, daß der hohe Eiweißanteil von 20%, der zu Beginn der

Mast üblich ist, weniger günstig als erwartet verwertet wurde, so daß hier wahrscheinlich eine Einsparung möglich sein wird.

In einer Untersuchung über die Ergänzungswirkung von Dorschmehl und Lupineneiweiß zeigte sich, daß auch hier, ähnlich wie beim Sojaeiweiß eine ausgesprochene Ergänzungswirkung nicht mit Sicherheit festzustellen ist, wenn auch die Wertigkeitsdifferenz der beiden Materialien als Eiweißträger etwas deutlicher ausgeprägt ist.

Literaturverzeichnis

1 ALLISON, J. B.: Fed. Proc. *10*, 676 (1951).
2 BARTON-WRIGHT, E. C. and MORAN, T.: Analyst *71*, 278 (1946).
3 BELL, J. M., WILLIAMS, H. H., LOOSLI, J. K. and MAYNARD, L. A.: J. Nutrition *40*, 551 (1950).
4 BLOCK, R. J. and MITCHELL, H. H.: Nutr. Abstracts *16*, 249 (1946).
5 DE CASTRO, J. and PECHNIK, E.: Arch. Venezolanus Nutricion *2*, 313 (1951).
6 CHICK, H. and SLACK, E. B.: Lancet *251*, 601 (1946).
7 CHICK, H., GUTTING, M. E. M., MARTIN, C. Z. an SLACK, E. B.: Brit. J. Nutrition *1*, 161 (1947)
8 CHICK, H. and SLACK, E. B.: Biochem. J. *45*, 211 (1949).
9 CHICK, H.: Ernährung und Verpflegung *1*, 88 (1949).
10 CHICK, H.: Brit. J. Nutrition *5*, 261 (1951).
11 CLANDININ, D. R., STEVENS, J. M., MORRISON, A. B. and ROBBLES, A. R.: J. Biol. Chem. 190, 219 (1952).
12 COLUMBUS, A.: Arch. Tierernährung *1*, 36—55 u. 84—128 (1950).
13 CURTIN, W. W., LOOSLI, J. K., WILLMAN, J. P. and WILLIAMS, H. H.: J. Animal Sci. *11*, 459 (1952).
14 DEAN, R. F. A.: Mschr. Kinderheilk. 97, 471 (1949).
15 DEAN, R. F. A.: Brit. J. Nutr. *5*, 269 (1951).
16 DREYER, H.: Diss. Göttingen 1952 und Arch. f. Tierernährung 3, 1953, 240.
17 HAMILTON, T. S.: J. Nutr. *17*, 565 (1939).
18 HAYWARD, J. W. and HAFNER, F. H.: Poultry Sci. *20*, 139 (1941).
19 HOVE, E. L., CARPENTER, L. E. and HARREL, C. S.: Creal Chem. *22*, 287 (1945).
20 JONES, D. B. and GERSDORFF, C. E. F.: J. biol. Chem. *58*, 117 (23—24).
21 JONES, D. B. and GERSDORFF, C. E. F.: J. biol. Chem. *64*, 241 (1925).
22 JONES, D. B. and DIVINE, J. P.: J. Nutr. *28*, 41 (1944).
23 LINTZEL, W. und MANGOLD, E.: Die landw. Versuchsstationen *123*, 133 (1935).
24 MITCHELL, H. H.: J. biol. Chem. *58*, 873 (1924).
25 MITCHELL, H. H.: J. biol. Chem. *58*, 905 (1924).
26 MITCHELL, H. H.: Physiol. Reviews *4*, 424 (1924).
27 MITCHELL, H. H. and CARMAN, G. S.: J. biol. Chem. *68*, 183 (1926).
28 MITCHELL, H. H. and KICK: J. Agr. Res. *35*, 857 (1927).
29 MITCHELL, H. H.: Reale Acad. d'Italia, Estretto d'Atti VII Convegno 1—32 (1938).
30 MITCHELL, H. H.: J. Animal Sci. *2*, 268—272 (1943).
31 MITCHELL, H. H.: Protein and Amino Acid Requirements of mammals, ed. by A. A. Albanese, New York Acad. Press (1950).
32 MITCHELL, H. H. and BEADLES, J. R.: J. Nutr. *47*, 133 (1952).
33 MYBURGH, S. J.: Onderstepoort J. Vet. Sci. *21*, 301 (1947).
34 RUSSELL, W. C., TAYLOR, M. W., MEHRHOF, T. G., HIRSCH, R.: J. Nutr. *32*, 313 (1946).
35 SCHIFTAN, H.: Arch. Tierernährung u. Tierzucht *8*, 212 (1932).
36 SCHWARZE, P.: Habilitationsschrift (Teil II), Berlin 1945.
37 SLACK, E. B.: Nature, London *161*, 211 (1948).
38 THOMAS, K.: Arch. Anat. u. Physiol. *25*, 219 (1909).

Sammelreferat

Aus dem Institut für Tierzucht und Milchwirtschaft der Justus-Liebig-Hochschule in Gießen
(Direktor: Professor Dr. L. KRÜGER)

SIEGFRIED STAMPA

EIN BEITRAG ZUR FUTTERVERWERTUNG, MIT KRITISCHER VERARBEITUNG BISHERIGER VERSUCHSERGEBNISSE

Inhaltsübersicht

Einleitung, Fragestellung und Begriffsbestimmung

Die Wirtschaftlichkeit der Haltung landwirtschaftlicher Nutztiere wird in erster Linie von dem Futteraufwand je Leistungseinheit, also von der Futterverwertung, beeinflußt; entfallen doch 50—60—80% der gesamten Erzeugungskosten auf den Futteraufwand [29, 40, 58, 62, 91]. In der Hoffnung, durch

Fütterungs-, Haltungs- und Zuchtmaßnahmen die Futterverwertung günstig beeinflussen zu können, haben sich zahlreiche Untersucher mit diesem Problem befaßt. Dabei zog der außerordentliche Umfang dieses Forschungsgebietes meist den Blick nur auf *eine* Tierart oder gar nur *eine* Nutzungsrichtung einer Tierart. Für das Verständnis des Gesamtproblems ist eine Zusammenfassung der bisher vorliegenden Forschungsergebnisse unter besonderer Berücksichtigung der Ursachen, die zu individuellen Unterschieden in der Futterverwertung führen, nötig! Die den wesentlichen Ausschlag gebenden Faktoren für die Futterverwertung sind nämlich bei verschiedenen Leistungsrichtungen, wie im einzelnen gezeigt werden wird, in unterschiedlichen Komponenten des Verdauungs- und Stoffwechselgeschehens zu suchen.

Fragestellung

Aufgabe der vorliegenden Arbeit ist:

1. Den Zusammenhang und die Unterschiede der Futterverwertung der landwirtschaftlichen Nutztiere an Hand zahlreicher Untersuchungen anderer Autoren herauszuschälen. Die Einführung einiger neuer Bezeichnungen erschien hierbei unerläßlich.
2. Die einzelnen Phasen der Verdauung und des Stoffwechsels, die die Futterverwertung beeinflussen, einer eingehenden Betrachtung zu unterziehen. Die dabei beobachteten und möglichen individuellen Unterschiede bei Tieren einer Gattung werden geschildert.
3. Die Möglichkeit, die Intensität dieser Vorgänge zu beurteilen, zu erwägen und, soweit sie als gesichert angesehen werden dürfen, zu beschreiben.
4. Einer Reihe von Fütterungs-, Haltungs- und Zuchtmaßnahmen, die die Futterverwertung günstig beeinflussen sollen, Begründung oder begründete Ablehnung zu geben.
5. Maßnahmen dieser Art anzugeben, die auf Grund der derzeitigen Erkenntnisse als geeignet angesehen werden dürfen, die Futterverwertung zu verbessern.
6. Durch eigene praktische Untersuchungen eine Methode zu finden, das Fett : Fleischverhältnis am lebenden Schwein zu bestimmen, als ein die Futterverwertung von Mastschweinen wesentlich beeinflussendes Moment.

Begriffsbestimmung

Die Tatsache, daß der ausschlaggebende Einfluß auf die Futterverwertung bei den einzelnen Leistungsrichtungen der landwirtschaftlichen Nutztiere durch unterschiedliche Faktoren ausgelöst wird, erfordert eine Aufteilung des Gebietes in vier Fragenkomplexe und den Einsatz eines Begriffes für jede Frage. Wenn man von kleineren Abweichungen infolge der Verwendung verschiedener Maße und unterschiedlicher Bewertung der Lebendgewichtsveränderung absieht, lassen sich auch die bisher vorliegenden Untersuchungen über die Futterverwertung in die gleichen vier Abteilungen einreihen. Den verwendeten Bezeichnungen fehlt allerdings eine umfassende Systematik. In der vorliegenden Arbeit wird der Versuch unternommen, unter möglichst weitgehender Verwendung bisher gebräuchlicher Ausdrücke für die Futterverwertung ein systematisches Begriffsgebäude zu schaffen. Grundlage dieses Systems ist, daß die Futterverwertung stets ausgedrückt wird durch die Leistung in Prozent vom Aufwand. Im einzelnen werden die folgenden Fragen behandelt:

1. Wie verhält sich der Umsatz der Energie des Leistungsfutters zum Energiegehalt der Leistung? Hiermit befaßt sich die *„physiologische Leistungsfutterverwertung" (PhLFV)*, die BRODY [14] als „net efficiency", BIEDERMANN [11] als „physiologische Futterverwertung" bezeichnet.
2. Wie verhält sich der Umsatz der Energie des Gesamtfutters zum Energiegehalt der Leistung? Die *„physiologische Gesamtfutterverwertung" (PhGFV)* behandelt diese Frage. BRODY verwendet den Ausdruck „gross energetic efficiency" und auch „dairy merit", BIEDERMANN „Gesamtfutterverwertung".
3. Wie verhält sich der Umsatz der Futtermenge zur Leistung in handelsüblichem Maße? Die *„Gesamtfutterverwertung" (GFV)* befaßt sich mit dieser Frage. Bisher wurde dieses Problem durch die von LEHMANN [49] eingeführte „Verwertungszahl" behandelt. Diese drückt im Gegensatz zu der sonst üblichen Art, die Futterverwertung als Futterbedarf je Leistungseinheit aus, stellt also den reziproken Wert der „Gesamtfutterverwertung" dar. Schon RICHARDSEN [59] weist darauf hin, daß es unlogisch ist, durch die kleinere Zahl die bessere Futterverwertung auszudrücken, wie es durch die Verwertungszahl von LEHMANN geschieht. In der vorliegenden Arbeit findet aus diesen Gründen der reziproke Wert der Verwertungszahl, die Gesamtfutterverwertung, Verwendung.
4. Wie verhält sich der Umsatz des Wertes des Futters zum Wert der Leistung? Diese Frage behandelt die *„wirtschaftliche Futterverwertung"*. Einen eingeführten Begriff für dieses Problem gibt es nicht. In der amerikanischen Literatur wird unter „efficiency" im Allgemeinen die wirtschaftliche Futterverwertung verstanden.
5. LEHMANN [49] bedient sich bei der Schnellmast des Schweines weiterhin der „inneren Verwertungszahl", deren reziproker Wert nach den in dieser Arbeit angewandten Gesichtspunkten der Begriffsformulierung als „Leistungsfutterverwertung" zu bezeichnen wäre. Sie gibt das Verhältnis von über dem Erhaltungsbedarf gereichtem Futter zur Leistung, gemessen in kg Lebendgewicht, an.
6. Auch das Problem der Verwertung anders wertloser Stoffe oder von Erzeugungsüberschüssen durch das Tier wird zuweilen als „Futterverwertung" bezeichnet. Es befaßt sich jedoch nicht mit dem Verhältnis von Leistung zu Futteraufwand und wird deswegen besser unter einer anderen Bezeichnung (etwa „Futtermittelverwertung") aus dem vorliegenden Fragenkomplex herausgehalten.

I. Die physiologische Leistungsfutterverwertung

1. Übersicht über das Problem

Die Ermittlung der PhLFV interessiert den Tierzüchter aus folgenden Gründen:

1. Die PhLFV erscheint als wesentlicher Faktor bei allen anderen Futterverwertungsmaßen wieder. So stellt sie für die PhGFV eine Grenze dar, der sich jene mit steigender Leistung nähert.
2. Der Einfluß der PhLFV auf die PhGFV wächst mit steigender Leistung (siehe unter II a!).

Zur Ermittlung der PhLFV ist im allgemeinen folgender Weg eingeschlagen worden: Die gesamte aufgenommene Energie wird aus der Futtermenge und deren Energiegehalt errechnet. Als Maßeinheit dient im Allgemeinen die „Nettokalorie" oder der „Stärkewert". Durch Abzug des für das betreffende Lebendgewicht durchschnittlichen Erhaltungsbedarfes erhält man das Leistungsfutter. Die Kalorien der Leistung (im Allgemeinen „Bruttokalorien") in Prozent der Kalorien des Leistungsfutters geben die PhLFV wieder. Wegen der Angabe des Leistungsfutters in einer anderen Einheit als der Leistung stellt die PhLFV keinen Wirkungsgrad dar, sondern nur eine zum Vergleich verschiedener Tiere dienende Zahl.

Eine besondere Schwierigkeit entsteht durch die Notwendigkeit der Berücksichtigung der Lebendgewichtsveränderung der Versuchstiere. Diese ist kalorisch nicht einwandfrei zu erfassen, da sie durch Gewichtsänderungen folgender energetisch verschieden zu behandelnder Substanzen zustandekommt:

1. Körpersubstanz: a) Energieträger (Fett, Eiweiß, Kohlenhydrate),
   b) Asche,
   c) Wasser,
2. Ingesta (Verdauungsbrei),
3. Harn.

Nach den Erfahrungen von BIEDERMANN [11] und BRODY [14] kann man jedoch den Fehler, der durch innere Umsetzungen im Tierkörper und Lebendgewichtsveränderung entsteht, durch eine einheitliche Bewertung der Lebendgewichtsveränderung verkleinern. BIEDERMANN bewertet beim Rind die Gewichtsveränderung um 1 kg zwischen Lebendgewichten von 500—600 kg mit 2810 Bruttokalorien oder 1621 Nettokalorien. BRODY setzt beim Rind 1 lb Lebendgewichtsveränderung gleich 2,18 lbs total digestible nutrients (TDN). Das entspricht je kg Lebendgewicht 8700 verdaulichen Kalorien.

Eine weitere Methode zur Erfassung des Umsetzungsvermögens der Tiere für das Leistungsfutter gibt BIEDERMANN [11] an. Er ermittelt die PhLFV als Abweichung der festgestellten PhGFV von der nach Leistung und Gewicht zu erwartenden PhGFV in Prozent von letzterer und bezeichnet diese Größe als „Futterverwertungsgrad". Um die Schwankungen dieser Größe zu demonstrieren, hat sich der Verfasser ebenfalls dieser Methode bedient und den Futterverwertungsgrad von 368 in amerikanischer Literatur [14] veröffentlichten Leistungen von Milchkühen errechnet sowie die Verteilung auf die einzelnen Gruppen in Abb. 1 graphisch dargestellt.

Die Überlegung, daß die individuellen Unterschiede in der PhLFV durch Unterschiede in der Verdauung, dem Stoffwechsel und den dabei auftretenden Verlusten entstehen, führt zu dem Gedanken, diese Vorgänge einer genauen

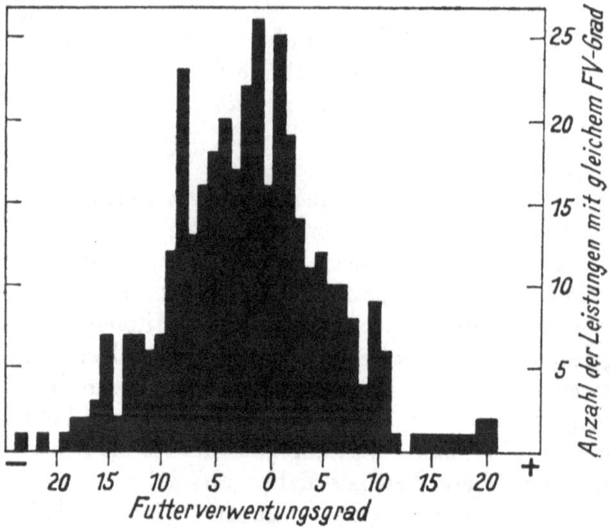

Abb. 1
Schwankung des Futterverwertungsgrades bei 368 Milchleistungen (nach Zahlen aus BRODY [14])

$$\text{Futterverwertungsgrad} = \frac{\text{ermittelte physiol. Gesamtfutterverwertung}}{\text{errechnete physiol. Gesamtfutterverwertung}}$$

Betrachtung zu unterziehen und zu versuchen, die individuellen Unterschiede in der PhLFV an dem unterschiedlichen Wirkungsgrad bei ihnen zu erfassen. Besondere Beachtung wird geschenkt:

1. der Größe,
2. der Möglichkeit der Beurteilung am lebenden Tier,
3. der Vererbbarkeit,
4. der Möglichkeit, die Intensität dieser Vorgänge durch Fütterung und Haltung zu beeinflussen.

2. *Ermittlung der PhLFV nach Verdauung, Stoffwechsel und Stoffwechselverlusten*

a) Verdauung

Abgesehen vom unterschiedlichen Verdauungsvermögen verschiedener Tierarten, auf das AXELSSON [2, 3, 4, 5] und DIAKOW [19] hinweisen, fand FOLKE (zit. [92]) bei Rindern bis zu 35% Varianzen in der Verdauungseigenschaft, DIAKOW [19] beim Hahn besonders große individuelle Unterschiede im Fett- und Proteinverdauungsvermögen, WEHOWSKY (zit. [74]) beim Schwein im Verdauungsvermögen von frischem Klee und Kleemehl, SCHRÖDER [74] gleiches bei Heumehl. VÖLTZ u. PAKUWA und BARTLETT (zit. [39]) beschreiben individuelle

Unterschiede bei Vögeln einer Art. KAUPP u. IVEY (zit. [39]) fanden bei Hühnern eine Abhängigkeit des Verdauungsvermögens vom Stoffwechsel: Intensivste Verdauung bei wachsenden, geringere bei legenden, noch geringere bei nicht legenden und schlechteste bei brütenden Hühnern. Ähnliches nimmt MANGOLD [50, 51] für Wiederkäuer an. Das Verdauungsvermögen von Säuglingen nimmt mit zunehmendem Alter ab [45, 92], nach der Entwöhnung jedoch nicht mehr (WOLFF, zit. [74]). Große Rationen drücken die Verdaulichkeit [14, 22, 24, 26, 84], größerer Gehalt an den einzelnen Nährstoffen, mit Ausnahme der Rohfaser, hebt sie [3, 4, 5].

Auch bei den einzelnen Abschnitten des Verdauungsprozesses finden wir wesentliche Unterschiede, die sich summieren, aber auch aufheben können. Individuelle Unterschiede in der Gründlichkeit des Kauens beschreibt OSTHOF (zit. [50]) bei Pferd, Rind und Ziege. Ein Teil dieser Unterschiede dürfte jedoch nach SCHWARZ (zit. [50]) durch Futterbeschaffenheit, Alter und Sättigungszustand des Tieres bedingt sein. Genügend lange Fütterungszeiten

Tabelle 1. *Leistung und Wiederkauen beim Rind*

Name	Geb.-Jahr	Lakt. Nr.	derzeitige Leistung Milch/Tag kg	höchste Leistung Milch/Jahr kg	höchste Leistung Fett/Jahr kg	Kauschläge je Bissen beim Wiederkauen: Einzelwerte	Schnitt
1. *Adele*	45	2	15,5	*4255*	*145*	*59 64 56 56 57 65*	*60*
2. Adria	44	5	—	3981	135	66 50 47 46 47	51
3. Aehre	42	6	7,8	2992	113	56 58 55 51 59 52 64	56
4. *Affra*	43	3	1,0	*5132*	*178*	*60 60 62 50 59 59*	*58*
5. Agraffe	42	7	16,5	3181	110	60 64 57 56 58	59
6. Akazie	48	1	10,7	—	—	76 76 99 63 79 87 67	75
7. Alberta	43	4	10,0	3623	115	53 57 43 58 62 43	52
8. Alida	45	4	18,1	3714	144	50 52 53 38 34 52 43	46
9. Alma	48	1	9,0	—	—	52 43 41 49 52 53 43	48
10. Alpenrose	45	3	15,4	3604	124	51 49 59 54 52 55	53
11. *Amalia*	45	4	15,6	*4360*	*141*	*60 56 56 59 64*	*59*
12. Amanda	45	3	12,6	3219	105	43 42 56 37 54 46	46
13. Amarilla	44	3	*22,2*	3764	139	58 66 63 44 53 55	*57*
14. *Anbild*	44	5	22,3	*5527*	*194*	*54 54 59 70 67 68 63*	*62*
15. Anita	43	4	23,2	3420	113	54 63 56 49 49	54
16. *Anmut*	44	4	2,0	*4492*	*150*	*57 55 58 58 55 54 69*	*58*
17. *Anni*	45	3	18,7	*4150*	*148*	*68 74 67 76 78*	*73*
18. *Anuschka*	45	3	3,6	*4071*	*148*	*54 54 62 54 55 52*	*55*
19. *Aula*	43	6	19,5	*4001*	*133*	*58 71 69 77 69 58*	*67*
20. Ausnahme	44	6	—	3668	134	87 80 72 82 73	79
21. Bahla	47	2	11,7	3774	133	49 47 41 49 47 52	48
22. Banditta	46	2	7,7	2877	108	39 44 46 44 44 38	43
23. Berna	47	2	17,0	2803	97	53 41 56 49 47	49
24. Billa	46	2	15,1	3077	122	70 64 72 63 71 78	*70*
25. *Blanda*	46	2	11,6	*4099*	*144*	*68 59 56 54 47 63*	*58*
26. Blondine	47	2	14,5	2870	108	56 65 69 69 70 77 68	*68*
27. Bolka	46	1	—	2998	119	64 52 49 59 48 47 45	52
28. Brigitte	46	2	10,9	3777	128	52 53 49 51 50	51
29. *Brunhild*	47	2	—	*4265*	*139*	*66 60 59 60 61 61*	*61*
30. Buche	47	2	14,9	3163	118	59 58 57 59 59	58
31. Burga	46	2	10,5	3223	126	55 56 52 58 50 50 51	*54*
32. *Ilse*	42	7	15,9	*4729*	*146*	*70 68 58 68 67*	*66*

und bei Pferden die Beigabe harter Bestandteile im Futter sind für das Kauen wichtige Haltungsmaßnahmen. Die Wiederkautätigkeit von Kühen scheint von der Höhe des Stoffwechsels abzuhängen, oder umgekehrt, wie die Tabelle 1 nach Beobachtungen an 32 Kühen, die unter gleichen Bedingungen standen, andeutet. Sie zeigt, daß in dieser Herde Kühe mit Leistungen über 4000 kg Milch/Jahr auffallend gleichmäßig und häufig wiederkauen, etwa um 60 Kauschläge je Bissen. Ein wichtiger Vorgang beim Kauakt, die Speichelabsonderung, wird beim Schwein durch organische Säuren im Futter gehoben [7].

Beim Huhn konnte MANGOLD [50] wesentliche individuelle Unterschiede in der Frequenz der Kontraktionen des Muskelmagens und dem entwickelten Innendruck feststellen. Über individuelle Unterschiede hinaus fand er eine Beeinflussung durch die Futterbeschaffenheit und den physiologischen Körperzustand (Hunger, Mauser, Vitaminmangel, nervöse Störungen). Bemerkenswert ist, daß die physiologische Leistung dieses Organs nicht mit der anatomischen Ausbildung parallel läuft. KATO (zit. [50]) fand verschiedenes Verhalten des Muskelmagens von Hühnern bei verschiedenem Futter.

Leichte Kontrollmöglichkeit bietet auch die Pansenbewegung des Wiederkäuers. Während über den Einfluß von Futter, Fütterungszeit und Krankheiten Beobachtungen vorliegen (MANGOLD [50]), fehlen noch Untersuchungen über individuelle Unterschiede in der Pansentätigkeit bei gleichen Umweltverhältnissen, sowie in der Reaktion auf verschiedene Umwelteinflüsse. Mäßige körperliche Bewegung nach der Mahlzeit hemmt nach STAMBKE (zit. [50]) die Magenbewegung und steigert Verdauung und Resorption. Schnelle Bewegung nach der Futteraufnahme stört (beim Meerschweinchen) vor allem die Kohlenhydratverdauung (ABDERHALDEN u. WERTHEIMER, zit. [50]).

Die symbiontische Magenverdauung der Wiederkäuer, gemessen an der Anzahl der Panseninfusorien je mm^3 Panseninhalt, scheint nach FERBER [25] und MANGOLD [50] sich mit dem Stoffwechselzustand zu verändern. MANGOLD [50] hält die Veränderung des Stoffwechsels für primär, die des Infusorienbesatzes für sekundär. Der Infusoriengehalt des Panseninhaltes kann so ein Maß für das Funktionieren des Stoffwechsels darstellen.

Bemerkenswerte individuelle Unterschiede bei der fermentativen Magenverdauung sowie der Aufschließung und Resorption der Nahrung im Darm beschreiben ELLENBERGER u. HOFMEISTER (zit. [50]). Diese Unterschiede können außer durch den Zerkleinerungs- und Vermischungsgrad der Ingesta durch die Wirksamkeit der Fermente, die Größe des Verdauungsraumes und der resorbierenden Darmoberfläche sowie die Passagedauer bedingt sein.

Über die Abhängigkeit der Fermenttätigkeit von Umwelteinflüssen liegt eine Untersuchung von GROEBBELS [33] bei der Gans vor. Er fand einen Einfluß der Futterart. Bei Zwangsfütterung zeigte sich eine deutliche Verminderung.

Die Größe des Darmvolumens und der inneren Darmoberfläche (insbesondere der Versuch, sie zu beeinflussen) hat zahreiche Untersucher, in erster Linie im Hinblick auf das Aufnahmevermögen (s. u.), beschäftigt. Die Ergebnisse sind etwas widersprechend. SCHRÖDER [73] fand beim Schwein keine Möglichkeit, das Volumen des gesamten Darmes oder einzelner Abschnitte durch Fütterungsmaßnahmen zu vergrößern, wohl aber verschiedene Lumina bei verschiedenen Rassen. HAESLER [35] dagegen konnte durch vegetabilische Kost das Volumen und die innere Oberfläche von Magen, Dickdarm und Blinddarm vergrößern, zugleich aber wurden Länge, Volumen und innere Oberfläche des Dünndarmes verkleinert. Das gleiche fand GOLDSTEIN [32]. MANGOLD [50] sieht die Ergebnisse von HAESLER [35] allerdings als im Bereiche der normalen Fehlergrenzen liegend an. Selbst wenn das nicht der Fall sein sollte, muß angenommen werden, daß die Verdauungsleistung des Schweines nicht durch eine derartige Maßnahme verbessert werden kann, da die Dünndarmverdauung bei ihm die Hauptrolle spielt. Untersuchungen zu dieser Frage liegen nicht vor.

Den Einfluß der Passagedauer der Ingesta ziehen verschiedene Autoren ins Blickfeld. ECKLES (zit. [52]) und SCHMIDT, KLIESCH u. KÄMPFFER [70] sind der Ansicht, daß die bei hoher Ration zu beobachtende Senkung der Verdaulichkeit auf die zugleich zu beobachtende Passagebeschleunigung zurückgeführt werden kann. Durch Fleischzulage zu pflanzlicher Kost konnte die Passagedauer verlängert und die Verdaulichkeit der Grundration erhöht werden (FERRARI, zit. [32, 39, 82]). Auch die Erhöhung der Eiweißgabe beim Rind verbessert die Verdaulichkeit der anderen Nährtoffe [52], ob über den gleichen Mechanismus, ist nicht bekannt. HABECK (zit. [50]) fand individuelle Unterschiede der Passagedauer bei Vögeln. KAUPP u. IVEY (zit. [50]) stellten ähnliche Abhängigkeit vom Stoffwechselzustand fest wie bei der gesamten Verdauung. Bemerkenswerterweise zeigen die Hühner mit der besten Verdauung nach ihren Untersuchungen die kürzesten Durchgangszeiten.

Aus den zitierten Untersuchungen ergibt sich, daß bedeutende individuelle Unterschiede im Verdauungsvermögen der Haustiere bestehen, die zum Teil der Beurteilung am lebenden Tier zugänglich und zum Teil durch Umweltfaktoren beeinflußbar sind. Somit ist eine Verbesserung der PhLFV durch Haltungsmaßnahmen möglich.

b) Stoffwechsel

Auch bei der weiteren Veränderung der Nährstoffe im Tierkörper, dem Stoffwechsel, sind wesentliche individuelle Unterschiede zu finden. Insbesondere unterscheidet man Tiere, die in erster Linie den Nährstoffüberschuß als Körpersubstanz ansetzen, von solchen, die ihn in erster Linie umsetzen, z. B. in Milch oder kinetische Energie. An der Ausbildung bestimmter Organsysteme kann man erkennen, ob ein Tier dem einen oder dem anderen Typ zuzurechnen ist oder nähersteht. Auch die Bezeichnung lehnt sich daran an: Verdauungstyp, Atmungstyp. Eine genaue Beschreibung der Merkmale findet sich bei DUERST [21]. Nach neueren Untersuchungen scheint jedoch die Annahme gerechtfertigt zu sein, daß die besondere Ausbildung bestimmter Organsysteme in verschiedenster Art kombiniert angetroffen werden kann, z. B die Ausbildung großer Verdauungsorgane bei einem Stoffumsatztier (BIELER, zit. [21], PETERSEN [58]). Man kann deswegen neben der Typeneinstufung auch der Beurteilung der Ausbildung einzelner Organsysteme, bzw. den Kennzeichen dafür, Bedeutung zumessen. Erstere versucht, einen Eindruck von der Höhe des

Grundumsatzes und damit des Erhaltungsbedarfes zu geben, letztere erfaßt die Organe, von denen die Leistung des Tieres mittel- oder unmittelbar abhängt.

Die Stoffumsatzleistungen basieren auf dem Leistungsvermögen des Atmungs- und Kreislaufapparates, so daß die Ausbildung dieser Organsysteme für die Leistung einen begrenzenden Faktor darstellt neben der Entwicklung der eigentlichen Leistungsorgane. Da die Futterverwertung, insbesondere die PhGFV, von der Höhe des Leistungsvermögens abhängt, kann der Beurteilung der physiologischen Leistung von Lunge und Herz für die Beurteilung auf Futterverwertung eine Bedeutung zukommen. Leider fehlen außer den technischen Grundlagen, die bei GERHARTZ [30, 31] und SAHLI [64] zu finden sind, noch Untersuchungen auf diesem Gebiet. DUERST [21] gibt einige Werte an, an denen die seit langer Zeit von der Natur oder dem Menschen auf Stoffumsatzleistung betriebene Auslese erkannt werden kann. Sie sind in Tab. 2 wiedergegeben.

Tabelle 2 nach DUERST [21]

Herz und Lunge bei Tieren verschiedener Typenzugehörigkeit

1. Herzgewicht in Bezug zum Lebendgewicht:
   Reh — 9,01‰
   Schaf — 4,25‰ (WALDMEISTER)
2. Verdickung der Kammerwand:
   Hase rechte Kammerwand 4,02 × so stark wie beim Stallkaninchen
   Hase linke Kammerwand 2,35 × so stark wie beim Stallkaninchen
3. Maximalkapazität des Herzens:
   Schnellpferd — 3,95 Liter, je 100 kg Lebendgewicht — 0,951 Liter
   Schrittpferd — 4,7 Liter, je 100 kg Lebendgewicht — 0,781 Liter
   d. h. bezogen auf das Lebendgewicht verfügt ein Schrittpferd nur über 83,9% der Maximalkapazität des Schnellpferdes (MÜLLER).
4. Alveolarkapazität bezogen auf 100 kg Lebendgewicht:
   Schnellpferd — 9,5 Liter
   Schrittpferd — 7,37 Liter (MÜLLER)

DUCKSTEIN [20] konnte zeigen, daß im Großen und Ganzen die Ausbildung des Stoffwechseltypes erblich ist. Darüber hinaus scheint der Ernährung und Haltung in der Jugend für die Ausbildung des Stoffwechseltypes eine Bedeutung zuzukommen (ARCULARIUS [1]).

Von den Beurteilungen des Stoffwechsels wäre für den Tierzüchter die Ermittlung des genauen Grundumsatzes, der in verschiedenster Weise die Futterverwertung beeinflußt, von größtem Wert. Sie ist aber bis heute noch an umständliche Verfahren und Apparate geknüpft und deswegen noch nicht in größerem Rahmen durchführbar [9, 44]. Besonders wertvoll wäre die Ermittlung des Gesamtstoffwechsels zur Bestimmung des Grundumsatzes und der Art des Ansatzes beim Schwein. Die Futterverwertung dieses Tieres hängt nämlich zum allergrößten Teil von diesen Größen ab (s. u.). Die Ermittlung derselben am lebenden Tier würde eine ausgezeichnete Zuchtauslese in der Züchtung auf bessere Futterverwertung gestatten.

Auch die Ermittlung des Stoffwechsels in einem einzelnen Organ kann für den Tierzüchter von großem Wert sein. Wo der Abfluß des venösen Blutes kontrollierbar ist, kann dies nach der von BARCROFT (zit. [88]) entwickelten, sehr einfachen Methode erfolgen.

Neben der Messung der Höhe des Stoffwechsels interessiert die Möglichkeit, seinen Wirkungsgrad günstig zu beeinflussen.

Für die Milcherzeugung spielt die Förderung der Austreibung der gebildeten Milch aus den Alveolen des Euters durch die sie umgebenden Korbzellen und das Ermelken der Milch vor dem Erschlaffen dieser Zellen, etwa $4^1/_2$ Minuten nach dem Einsetzen des Austreibungsreflexes, in dieser Richtung eine bedeutende Rolle [24, 52, 58, 80].

Auf den Wirkungsgrad des Energieumsatzes bei der Arbeitsleistung üben Belastung, Geschwindigkeit und Training einen Einfluß aus [14, 52]. BRODY [14] fand bei Erhöhung des Zugwiderstandes ein Absinken des „absoluten Wirkungsgrades" (Verhältnis von Mehrverbrauch — bei belastetem gegenüber unbelastetem Gang — zur Leistung), während der „Netto-Wirkungsgrad" (Verhältnis von Mehrverbrauch bei der Arbeit gegenüber Ruhe im Stand zur Leistung) ein Optimum bei einer gewissen Belastung zeigt. Auch Geländesteigung drückt den Wirkungsgrad des Pferdes bei der Arbeit (ZUNTZ, zit. [52]). Für die Arbeitsgeschwindigkeit fand LÜPTON (zit. [14]) ein Optimum, oberhalb und unterhalb dessen der Wirkungsgrad sinkt. Im Schritt wird beim Pferd der absteigende Ast oberhalb des Optimums nicht erreicht [14], dagegen sinkt der Wirkungsgrad im Trab wesentlich [52]. Durch Übung sinkt der Stoffwechsel für eine bestimmte Arbeitsleistung, während Übermüdung ihn steigert [41, 52].

Nach den Ergebnissen der im vorhergehenden Abschnitt zitierten Arbeiten bestehen bei landwirtschaftlichen Nutztieren bedeutende individuelle Unterschiede im Wirkungsgrad des Stoffwechsels, die zur Einteilung in Stoffwechseltypen Anlaß gaben. Die exakte Beurteilung des Stoffwechsels am lebenden Tier ist für wissenschaftliche Zwecke möglich, für die Praxis aber noch zu umständlich. Umwelteinflüsse sind für den Wirkungsgrad bei der Milchbildung und bei der Arbeitsleistung bekannt.

c) Verluste

Im Verlaufe der Verdauung und des Stoffwechsels treten häufig das normale Maß überschreitende Verluste auf, für die verschiedene Ursachen verantwortlich sein können. Sie setzen den Erhaltungsbedarf des Tieres herauf, können aber auch den Leistungsumsatz stören. Da der wirkliche Erhaltungsbedarf des auf Futterverwertung zu prüfenden Nutztieres nur schwer zu erfassen ist, nimmt man für ihn eine vom Gewicht und von der Tierart abhängende Größe an. Die übernormalen Stoffwechselverluste fallen bei dieser Rechnung vollständig dem Leistungsfutter zu und drücken die PhLFV.

Diesen Verlusten sind die zuzurechnen, die durch Krankheiten entstehen. Vor allem ist an sie bei chronischen und parasitären Erkrankungen zu denken, soweit sie ohne offensichtliche Symptome verlaufen. Oft sind ja Leistungsabfall und Abmagerung die einzigen Symptome derartiger Erkrankungen. Durch ihre Bekämpfung kann zweifellos die Futterverwertung der Landestierzucht wesentlich verbessert werden.

In engem Zusammenhang damit steht die Verschlechterung der Futterverwertung durch Untugenden und unruhiges Temperament. Schon Körperhaltung und Bewegung üben einen nicht außer Acht zu lassenden Einfluß aus. So ist der Erhaltungsbedarf des Rindes und Schafes nach BRODY [14] im Stehen um 10% höher als im Liegen. FULLER (zit. [58]) fand einzelne Tiere durchschnittlich 35—76% der Tageszeit stehend. Die Erhöhung des Grundumsatzes durch Körperaktivität beträgt beim Menschen 50—75%, beim Geflügel 50%, beim Schwein 20% und ist (angeblich) bei Rindern sehr klein (BREIREM [13], ORR, LEITCH u. MITCHELL, zit. [58]). Im Übrigen fördert leichte Bewegung die Verdauung (KELLNER [41], STAMBKE, zit. [50]), schnelle und anstrengende hemmt sie dagegen (KELLNER, ABDERHALDEN u. WERTHEIM, zit. [50]).

Starke Abweichungen der Außentemperatur von der Norm können weitere Verluste zur Folge haben. So ist der in gewissen Grenzen mögliche Ausgleich hoher Temperaturen mit Energieverlust und geringer Durchblutung innerer Organe verbunden [68]. Auch werden Appetit und Aktivität herabgesetzt [14]. Besonders hoch sind die Verluste durch hohe Außentemperatur bei schlecht balanzierter Ernährung [14]. Am nachteiligsten ist Hitze für die Milch- und Eiererzeugung. PETERSEN [58] stellte fest, daß sie die Milch- und Fettleistung von Kühen senkt. Letztere wurde um so mehr gedrückt, je höher der Fettgehalt der Milch war. BRODY [14] gibt als kritische Temperatur für Rinder 38° C an. Beim Geflügel fand BRODY [14] Senkung der Eigröße bei Temperaturen über 70° F (= 21° C), KEMPSTER [42] verzögertes Wachstum der Kücken bei anhaltender Sommerhitze.

Sehr niedrige Umwelttemperaturen führen zu verstärktem Abbau von Energie für die Wärmeproduktion. EHRENBERG u. BRIESE [23] und POPOFF (zit. [23]) stellten Senkung der Milchmengenleistung durch Kälte fest. PARISI [57] berichtet über Stillstand der Legetätigkeit von Hühnern bei 4—5 Tage anhaltender Kälte. Einzelne Rassen verhielten sich verschieden kälteempfindlich. Zu früher Wärmeentzug hemmt das Wachstum von Hühner- und Entenkücken [29, 36]. Vielleicht ist auch die schlechtere Zunahme von Mastochsen, die ohne Einstreu gehalten wurden [92], auf Kältewirkung zurückzuführen. Lediglich SILJANDER zit. [1]) fand bei der Aufzucht von Tieren bei extrem niedriger Außentemperatur bei einer Erhöhung der Wärmeabgabe um 100% und einem Mehrverzehr von 25—30% um 25—26% bessere Zunahmen.

Bei allen diesen Ergebnissen von Untersuchungen über den Einfluß der Temperatur auf Leistung und Futterverwertung steht die Frage offen, wie weit Tiere, die an extreme Temperaturen gewöhnt sind, in gleicher Weise reagieren würden.

In dem vorhergehenden Abschnitt konnte gezeigt werden, daß verschiedene Umweltfaktoren Verluste bei der Verdauung und dem Stoffwechsel zur Folge haben können, die Vermeidung derartiger Faktoren folglich eine Möglichkeit zur Verbesserung der PhLFV darstellt.

Es ist weiterhin offensichtlich, daß erhebliche individuelle Unterschiede in den die PhLFV bedingenden Vorgängen bei Tieren einer Art bekannt sind. Ein Teil dieser Unterschiede ist der Beurteilung am lebenden Tier leicht zugänglich. Hinsichtlich der Erblichkeit dieser Eigenschaften ist nur wenig bekannt. Über eine Reihe von Fütterungs- und Haltungsmaßnahmen, die geeignet sind, die PhLFV zu verbessern, konnte berichtet werden.

II. Die physiologische Gesamtfutterverwertung (PhGFV)

1. Übersicht über das Problem

Als PhGFV (gross energetic efficiency [14]) wird das Verhältnis der Leistungsenergie zur gesamten Futterenergie betrachtet. Ihre Ermittlung kommt praktisch nur bei Milch-, Eierlege- und Arbeitsleistungen in Frage, da bei anderen Nutzungsrichtungen der Kaloriengehalt der Leistung oder des Ausgangsmaterials nicht zu erfassen ist. Die Problematik interessiert jedoch auch für Mastleistungen.

Die PhGFV hängt von der PhLFV und der Höhe des Leistungsfutteranteils am Gesamtfutter, diese wiederum von der Leistungshöhe und dem Erhaltungsbedarf ab. Die Abhängigkeit ist für die Milchleistung in der Formel von BRODY [14] ausgedrückt:

$$\text{Dairy merit (PhGFV)} = \frac{61 \times \text{FCM}}{\text{FCM} + 0{,}173 \times G^{0{,}73}}$$

In ihr ist 61 die von BRODY gefundene durchschnittliche PhLFV, FCM die Milchleistung auf einen Fettgehalt von 4% umgerechnet, G das Lebendgewicht. Nach dieser oder ähnlichen Formeln kann die PhGFV unter Außerachtlassung der PhLFV für verschiedene Lebendgewichte und Leistungen berechnet werden. Eine Zusammenstellung der Ergebnisse in Tabellenform und als graphische Darstellung findet sich bei BRODY (S. 3, 861 u. a.). Will man auch die durch verschiedene PhLFV bedingten Unterschiede berücksichtigen, so muß man den Energiegehalt von Futter und Leistung messen und gegenüberstellen, etwa nach folgender Formel:

$$\text{Nutzeffekt} = \frac{\text{Milchenergie}}{\text{verd. Futterenergie}} \quad \text{(GAINES, zit. [24])}.$$

Nicht genau experimentell ermittelte Werte können 50—90% Fehler nach sich ziehen [12], d. h. bedeutend mehr als die individuellen Unterschiede in der PhLFV ausmachen.

In Abbildung 2 ist anhand von Berechnungen dargestellt, wie die PhGFV bei hohen Leistungen stärker von der PhLFV abhängt und bei geringen Leistungen in erster Linie von der Leistungshöhe. Den Berechnungen liegen Durchschnitts- und extreme Werte von BLAU [12] zugrunde. Der Gang der Berechnungen und die Zwischenwerte werden auf dem Institut für Tierzucht und Milchwirtschaft in Gießen hinterlegt.

Die physiologischen Faktoren, die die PhGFV speziell beeinflussen, seien kurz gestreift. Die Leistungshöhe hängt von folgenden Faktoren ab:

1. Anlage zur Leistung,
2. Freßlust und Aufnahmevermögen, } im Tier liegend
3. Futterzuteilung und -zubereitung,
4. Erziehung zur bzw. Gewöhnung an Leistung } beim Menschen liegend,

Die Höhe des Erhaltungsbedarfes ist abhängig vom:
1. Lebendgewicht,
2. inkretorisch gesteuerten Stoffwechseltyp.

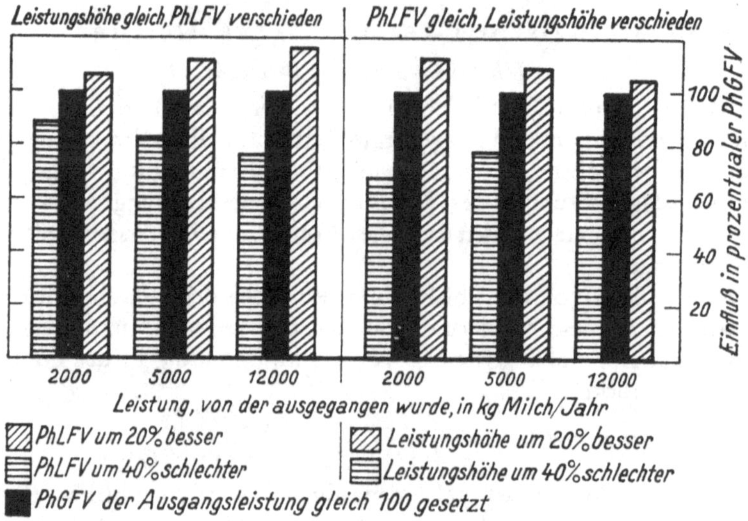

Abb. 2

Einfluß der physiol. Leistungsfutterverwertung und der Leistungshöhe auf die physiol. Gesamtfutterverwertung bei verschiedener Ausgangsleistung (Verf.)

Die recht umfangreiche Literatur über diese Probleme kann im Rahmen dieser Arbeit nicht ausgewertet werden. Es werden deshalb nur einzelne Kernpunkte herausgegriffen.

2. *Freßlust und Aufnahmevermögen*

Freßlust und Aufnahmevermögen hängen von dem Nährstoffbedürfnis und der Größe des Verdauungsraumes ab. Letztere ist jedoch nicht als rein anatomische Größe aufzufassen, sondern ist zugleich von der physiologischen Funktion der Verdauungsorgane abhängig.

Das Nährstoffbedürfnis kommt zustande durch das Bestreben des Körpers, sein inneres Energie- und Stoffgleichgewicht konstant zu halten (BRODY [14], LEPOWSKY, zit. [32]). Dies erfordert die Aufnahme der für die Erhaltung und Leistung verbrauchten und in Depots umgesetzten Stoffe. Wahrscheinlich kann ein Nichterreichen der normalen Höhe des Stoffumsatzes jeder dieser 3 Verbrauchsstätten ein Nährstoffbedürfnis erregen. Jedoch führt nicht der Mangel an einem jeden Stoff zu einem Nährstoffbedürfnis, wie auch Unterschiede bei einzelnen Tierarten bestehen (NEVENS, zit. [14]).

Die Größe des Verdauungsraumes tritt dann als begrenzender Faktor für das Aufnahmevermögen in Erscheinung, wenn eine Befriedigung des Nährstoffbedürfnisses nicht erreicht wird. Je geringer der Nährstoffgehalt des verwendeten Futters ist, desto größer ist die Bedeutung des Vermögens der Nutztiere, große Futtervolumina zu bewältigen. Daraus geht hervor, daß diese Eigenschaft beim Schwein nicht so ausschlaggebend ist (besonders bei der Kartoffelmast) wie beim Wiederkäuer. Trotzdem befaßten sich eine Reihe von Autoren mit der Frage der Möglichkeit, das Volumen des Verdauungsapparates des Schweines durch Fütterungsmaßnahmen zu vergrößern ([32, 35, 49, 73, 74], s. o.). Dagegen wird beim Rind, das nach der Ansicht von NEVENS (zit. [14]) und MEHNER [54] unter gewöhnlichen Verhältnissen keinen durch das Nährstoffbedürfnis gesteuerten Appetit besitzt, im Ganzen das Aufnahmevermögen durch die Größe des Raumes für die Verdauungsorgane bestimmt [58]. Es konnten erbliche [58] und Umweltfaktoren [88, 91] für das Aufnahmevermögen des Rindes nachgewiesen werden.

Die aufgenommene Futtermenge hängt außer von den im Tier liegenden Faktoren von der besonderen Schmackhaftigkeit des Futters ab. Der Einfluß derselben konnte für Rind, Schwein und Huhn nachgewiesen werden ([8, 36, 58, 61]) Weiterhin spielt die Außentemperatur eine Rolle (s. o.). In der praktischen Geflügelhaltung wird zur Erzielung einer Leistung im Winter die Steigerung der Futteraufnahme durch Beleuchtung des Stalles ausgenutzt ([58, 64, 76, 83]). Der Wirkungsmechanismus des Lichtes scheint über eine Beeinflussung der Hypophyse zu gehen [38].

Als weitere Faktoren, die die Freßlust steigern, sind bekannt: Kühle, frische Luft, Scheren und Putzen der Tiere, gemeinsamer Trog, Verabreichung nicht zu hoher Futtergaben. Dagegen wird die Futteraufnahme durch schlechte Luft, muffiges, erwärmtes, in Gärung oder Fäulnis übergehendes Futter, zu wenig oder fade schmeckendes Trinkwasser, Mineralstoffmangel (Phosphor [58]), Kochsalzmangel gesenkt.

3. Futterzuteilung

Die Möglichkeit der Begrenzung der Nährstoffaufnahme durch das Tier setzt eine optimale Zuteilung durch den Menschen voraus, die leider nicht immer erfolgt. Neben der zu kleinen Ration, die die Leistung drückt und damit das Verhältnis von Leistungs- und Erhaltungsfutter zu Ungunsten des ersteren verschiebt, senkt eine zu hohe Futterzuteilung, die unter dem Bedarf liegt, der dem Leistungsvermögen entspricht, die PhGFV herab. Auch kommt eine Herabminderung der PhGFV durch schlechte Ausgeglichenheit des Nährstoffverhältnisses vor.

Die Senkung der PhGFV durch eine unter dem Bedarf liegende Ration kann durch Abnahme des Energiegehaltes des Körpers eine Zeitlang verdeckt oder gar in den gegenteiligen Effekt umgewandelt werden. Das ändert jedoch nichts an der Tatsache, daß bei einer unter dem Bedarf liegenden Fütterung die PhGFV schlechter wird, wie BIEDERMANN [11], ESPE [24], LEHMANN [49] *), WATERS (zit. [52]), SMITH [77] und WITT [85] feststellten.

Für die Senkung der PhGFV bei zu hoher Ration finden wir eine Erklärung in der von FORBES und Mitarbeitern (zit. [14, 26, 27]) und WIEGNER und GHONEIM [84] festgestellten Abnahme der Futterwirkung bei steigender Futter-

*) bezieht sich auf die GFV, gehört aber sinngemäß hierher.

menge. Dazu kann noch eine scheinbare Abnahme der PhGFV durch Erhöhung des Energiegehaltes des Tierkörpers kommen.

Der Einfluß des Nährstoffverhältnisses auf die PhGFV kommt durch die Abhängigkeit der Verdaulichkeit von ihm, ferner durch die spezifisch-dynamische Wirkung und die Begrenzung der Leistung durch bestimmte Nährstoffe (meist Eiweiß) zustande. Die Verdaulichkeit eines Futters nimmt vor allem mit der Menge, darüber hinaus nach der Struktur und dem Alter der Rohfaser ab. Sie sinkt nach AXELSSON [4, 5] geradlinig mit steigendem Rohfasergehalt. Dagegen fand GOLDSTEIN [32] ein Optimum des Rohfasergehaltes. Eine spezifisch-dynamische Wirkung durch Erhöhung der intermediären Umsetzungen können verschiedene Nährstoffe auslösen, wenn sie einzeln im Überschuß gegeben werden. Vor allem aber ist es das Eiweiß, von dem Überschüsse komplizierte Abbauprozesse erfordern, die mit Energieverlusten einhergehen [14]. Die Empfindlichkeit des Stoffwechsels gegenüber schlecht balanzierter Ration ist bei einzelnen Individuen unterschiedlich [2]. Wird die Leistung eines Tieres durch einen Mangel an bestimmten Stoffen (z. B. Eiweiß, Mineralien, Spurenelemente) gedrückt, so hat dies, wie jede Leistungssenkung, eine Herabsetzung der PhGFV zur Folge.

4. Höhe des Erhaltungsbedarfes

Der prozentuale Anteil des Leistungsfutters am Gesamtfutter wird, wie schon eingangs erwähnt, weiterhin durch die Höhe des Erhaltungsbedarfes bestimmt. Dieser ist vom Gewicht und dem inkretorisch gesteuerten Stoffwechseltyp abhängig.

Über den Einfluß des Gewichtes auf die PhGFV finden sich in der Literatur entgegengesetzte Ansichten. So sind EDWARDS (zit. [24]) und Mc DOWELL (zit. [58]) der Meinung, daß die PhGFV der schwereren Kuh in der Micherzeugung besser sei als die der leichteren; BIEDERMANN [11], MIESNER (zit. [24]), KRIZENECKY [47], BOYSEN (zit. [47]), MEHNER [55, 56], GAINES (zit. [58]), SCHMIDT [71, 72] und KRÄMER (zit. [92]) vertreten die entgegengesetzte Ansicht. Sie fanden je 100 kg Lebendgewicht bei kleineren Tieren höhere Leistung und schließen daraus auf bessere Futterverwertung (PhGFV). BRODY [14], CRASEMANN (zit. [14]), GAINES, MUND u. BROOKS (zit. [24]) und KLEIBER [43] halten die PhGFV für unabhängig vom Lebendgewicht. BRODY [14] und KLEIBER [43] äußern weiterhin die Möglichkeit, daß es für bestimmte Leistungen optimale Körpergrößen gebe, ober- und unterhalb derer die PhGFV abfalle.

Hierzu ist grundsätzlich festzuhalten, daß für die Leistung [14, 56], den Erhaltungsbedarf [14, 46] vielleicht auch für das Aufnahmevermögen [58], ja vielleicht für alle Stoffwechseläußerungen des Tieres nicht das Lebengewicht G^1, sondern die ε Potenz des Gewichtes als Vergleichsmaßstab zu dienen hat. Die Größe von ε wird verschieden angegeben, zwischen 0,569 [13] und 0,87 (MORRISON, zit. [12]).

Die sich widersprechenden Ansichten der zitierten Autoren über den Einfluß des Lebendgewichtes auf die Futterverwertung legen den Schluß nahe, daß die Unterschiede durch Eigenschaften bedingt werden, die sich zugleich mit dem Lebendgewicht verändern und die von den Untersuchern nicht berücksichtigt wurden, oder daß besondere Umweltverhältnisse die leichteren oder die schwereren Tiere begünstigen.

Der Stoffwechseltyp kann zu diesen Eigenschaften gehören. Wie beim Rind die leichteren Tiere mehr zum Stoffumsatztyp, die schwereren dagegen zum Masttyp gehören, wurde anhand von Zahlen, die BRODY [14] fand, in Abbildung 3 dargestellt. BRODY zeigte in Tabelle 17, 1 S. 642 und 17, 4 S. 645, daß

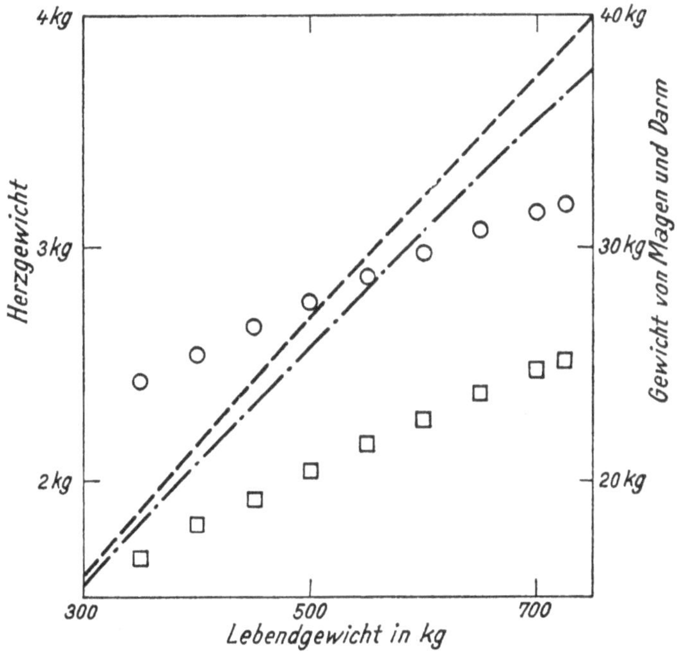

Abb. 3

Beziehung des Gewichtes von Herz und Magen-Darmkanal zum Lebendgewicht bei verschieden schweren Kühen (nach BRODY [14])

Zeichenerläuterung:

Ermittelte Gewichte a) des Herzens □
b) von Magen und Darm ○

Errechnete Gewichte a) des Herzens — — —
b) von Magen und Darm — · — · — ·

Leichtere Kühe haben relativ größere Organe als schwerere, und zwar in noch wesentlich stärkerem Maße, als die gesetzmäßige relativ größere Organausbildung leichterer Tiere erwarten läßt.

das Gewicht von Herz, Magen und Darm für alle Tiere in konstanter Beziehung zum Lebendgewicht steht. Stoffumsatztiere zeigen etwas größere Organgewichte als durchschnittlich, Stoffansatztiere dagegen etwas kleinere. Beim Rind liegen die Organgewichte der leichteren Kühe mehr auf der Seite des Stoffumsatzes, die der schwereren auf der des Stoffansatzes. Die leichteren Tiere sind also für die Milchleistung (eine Stoffumsatzleistung) im Ganzen besser geeignet.

Von den Faktoren, die das leichtere oder das schwerere Tier begünstigen können, ist die Zuchtwahl zu nennen. Ist die Milchleistung, wie bei leichteren Rinderrassen, alleiniges Zuchtziel, so kann sie leichter verbessert werden, als wenn auch andere Zuchtziele mit berücksichtigt werden müssen. MEHNER [56], PETERSEN [58], SCHMIDT [72] und andere (zit. [92]) vertreten darüber hinaus die Ansicht, daß der Stoffumsatz zur Milchleistung ökonomischer verläuft bei Kühen, die trotz guter Ernährung und gutem Gesundheitszustand mager sind. Die bessere Ernährung, besonders bei der Aufzucht, kann in der schwereren Kuh ihren Ausdruck finden, so daß hierdurch vielleicht die bessere Futterverwertung der schwereren Kühe, die von einigen Autoren gefunden wurde (s. o.), eine Erklärung findet.

Bei der Frage, ob für gute Futterverwertung leichte oder schwere Tiere besser geeignet sind, sind also eine ganze Reihe von Faktoren zu berücksichtigen.

Außer dem Lebendgewicht übt auf die Höhe des Erhaltungsbedarfes und das Leistungsvermögen der inkretorisch gesteuerte Stoffwechseltyp einen Einfluß aus. (Über individuelle Unterschiede berichten BENEDICT u. RITZMANN [10].) Die Möglichkeit, durch Beeinflussung der inkretorischen Drüsen den Erhaltungsbedarf zu senken oder die Leistung zu heben, haben zahlreiche Forscher untersucht [14, 17, 48, 52, 53, 60, 63, 66, 67, 79, 87, 90, 93]. Folgende Ergebnisse seien festgehalten:

Die Senkung der Schilddrüsentätigkeit durch thyreostatische Substanzen zur Verbesserung der Mastleistungen kann bisher für die praktische Tierzucht nicht empfohlen werden; denn

1. kann die Futterverwertung nur während einer kurzen Zeitspanne, etwa 4 Wochen, verbessert werden, und zwar nur bei älteren Tieren,
2. werden dabei Fettmassen erzeugt, die der Verbraucher nicht wünscht,
3. ist das Krankmachen von Tieren, was eine solche Senkung der Schilddrüsentätigkeit darstellt, vom Standpunkt des Tierschutzes aus abzulehnen.

Für den Züchter lieferten die Versuche jedoch das bemerkenswerte Ergebnis, daß der Grundumsatz von Tieren, die während des Jugendwachstums gemästet werden, nicht zu niedrig sein darf.

Auch die Steigerung der Schilddrüsentätigkeit kann für die praktische Tierzucht nicht empfohlen werden; denn

1. müssen Gesundheitsschäden beim Menschen durch den Genuß der stärker jodhaltigen Erzeugnisse befürchtet werden,
2. entstehen Gesundheitsschäden beim Tier bei der Anwendung über längere Zeit,
3. sind die Beziehungen der Drüsen mit innerer Sekretion untereinander noch zu wenig bekannt, als daß man schon Genaues über die Auswirkung auf die Geschlechtstätigkeit u. a. angeben könnte,

4. scheint die richtige Dosierung von der Reaktionslage des Körpers abzuhängen, die man nicht erkennen kann. Deswegen entstehen bei einzelnen Tieren schon Schäden durch Dosen, die bei anderen erst gut wirksam sind.

Versuche, die Leistungen von Tieren durch Verabreichung von Hypophysenextrakten zu steigern, unternahmen RIDDLE u. a. (zit. [24]) beim Rind und SHAW (zit. [24]) bei wachsenden Ratten. Sie fanden höhere Milch- und Fettproduktion sowie größeren Zuwachs an Eiweißsubstanz. Die Ergebnisse sind jedoch für die Praxis noch nicht genügend gesichert.

Im vorhergehenden Kapitel konnte festgestellt werden, daß durch die Faktoren Leistungshöhe und Erhaltungsbedarf weitere individuelle Unterschiede in der Futterverwertung bedingt werden können. Auch ist wenigstens die Leistungshöhe leicht der Beurteilung zugänglich. Eine Reihe von Haltungs-, vor allem aber Fütterungsmaßnahmen, können die Leistung verbessern. Von der Beeinflussung über inkretorische Drüsen wird vorläufig abgeraten.

III. Die Gesamtfutterverwertung (GFV)

1. Übersicht über das Problem

Als Gesamtfutterverwertung (GFV) wird das Verhältnis der Leistung zum gesamten Futteraufwand *ohne* Berücksichtigung des Energiegehaltes bezeichnet. Man ermittelt die GFV bei *den* Nutzungsrichtungen, bei denen die Zusammensetzung der Leistung oder des Ausgangserzeugnisses nicht genau bestimmt werden kann oder für den zu ziehenden Nutzen ohne Belang ist. Dieses ist der Fall bei der Aufzucht, der Fleisch — Fettmast, bei Zuchtleistungen von Muttertieren und bei Lebensleistungen, bei denen die Aufzucht und eventuell auch eine Mast vor dem Abgang eingeschlossen sind. Die Leistung erscheint im allgemeinen als Lebendgewicht, seltener als Schlachtgewicht.

Die GFV ist abhängig von:

1. der PhLFV,
2. der Leistungshöhe,
3. dem Erhaltungsbedarf und
4. dem Energiegehalt des Zuwachses (in der Weise, daß geringerer Energiegehalt mit besserer GFV einhergeht).

Dieser Umstand erklärt die Ergebnisse zahlreicher Untersuchungen, die den Erwartungen nicht immer ohne Weiteres entsprechen. So wird bei höheren Zunahmen die PhGFV besser. Gehen diese Zunahmen jedoch über die normale Wachstumsquote hinaus, so wird der Energiegehalt je Zuwachseinheit größer, was die GFV drückt.

Die Maßnahmen zur Verbesserung der GFV zielen auf großes Aufnahmevermögen, Schnellwüchsigkeit und schnelles Erreichen eines Entwicklungszustandes hin, bei dem die Schlachtausbeute möglichst hoch, der Fettansatz aber möglichst gering ist. Man ist also, abgesehen von den im vorigen Kapitel behandelten Maßnahmen, bemüht, möglichst viel Fleisch und nicht zu viel Fett zu erzeugen. Die Gesamtfutterverwertung bei Lebensleistungen wird weiterhin durch möglichst kurze Aufzucht- und möglichst lange Nutzungszeit verbessert.

2. *Das Fett : Fleischverhältnis*

Abgesehen von der Tatsache, daß der Zuwachs an Fett etwa sechsmal so viel Futterkalorien erfordert wie der Zuwachs an Fleisch, sollte man aus dem geringeren Erlös, den Schlachtfett gegenüber Fleisch bringt, schließen, daß Abnehmer von Schlachttieren weniger fette Tiere bevorzugen und die Zucht daraufhin lenken. Dies ist im allgemeinen jedoch nicht der Fall. Abgesehen von besonderen Marktverhältnissen können dafür folgende Gründe verantwortlich gemacht werden:

1. Das Fleisch fetter Schweine weist im allgemeinen einen besseren Reifezustand (gemessen am Wassergehalt) auf als das magerer. Auch von fetten Rindern ist ein Fleisch besserer Geschmacksqualität zu erwarten.
2. Die Schlachtausbeute fetter Tiere ist durchweg höher als die magerer.
3. Viele Abnehmer verlangen fette Schweine zur Erzeugung von Wurst und zur Qualitätsverbesserung von Rindfleisch enthaltenden Waren.

(Ob durch züchterische Maßnahmen die Qualität des Fleisches weniger fetter Tiere verbessert werden kann, ist noch nicht sicher erwiesen.)

Aber auch beim Zuchtviehkauf ist häufig eine Bevorzugung fetter Tiere festzustellen. Als Grund hierfür kann angeführt werden, daß guter Nährzustand oft als Zeichen für große Freßlust, weiterhin für Frohwüchsigkeit, Freisein von Krankheiten und Parasiten, oder auch für gute Futterverwertung angesehen wird (WITT [85]). Das trifft aber für Tiere, die unter optimalen Futterverhältnissen aufgezogen wurden, wie die meisten zum Verkauf kommenden Zuchttiere, nicht ohne Weiteres zu. Bestrebungen einiger Züchter, sich über Gesundheit, Freßlust, Frohwüchsigkeit der Jungbullen z. B. bei durchschnittlicher statt optimaler Fütterung während der Aufzucht zu informieren (was auch der Brauchbarkeit zur Zucht dienlich wäre), scheiterten bisher.

Von bester GFV bei der Schweinemast, wenn die Tiere unter dem Aufnahmemaximum liegende Futtermengen verzehrten, berichten AXELSSON [6], BÜNGER [15], GOLDSTEIN [32], SCHMIDT, KLIESCH u. KÄMPFFER [70], WINNIGSTEDT (zit. [86]), LARSSEN, SCHMIDT u. RICHTER (zit. [92]). In der Tat zeigt die GFV ein offensichtliches Optimum bei einer Tageszunahme, oberhalb derer die Verbesserung der PhGFV durch Leistungssteigerung durch den höheren Kaloriengehalt des Zuwachses in Form von Fett überflügelt wird. Durch größere Wachstumsleistung (Proteinanlagerung) ohne größeren Fettansatz könnte dieses Optimum verschoben werden und ohne Steigerung der Freßlust oder Verabreichung höherwertiger Futtermittel die GFV verbessert werden.

Bei der großen Bedeutung, die das Fett : Fleischverhältnis für die Futterverwertung von Masttieren hat, erscheint es wünschenswert, es am lebenden Tier beurteilen zu können. Die bisher gefundenen Methoden zu dieser Beurteilung waren recht umständlich oder stellten erhebliche Eingriffe in die Gesundheit der zu prüfenden Tiere dar (Messung des „respiratorischen Quotenten", operative Entfernung eines Stückes Rückenspeck [75], Messung mit Röntgenstrahlen in Narkose [37]). Die Entwicklung einer einfachen, ungefährlichen und dabei genügend genauen Methode zur Bestimmung des Fett : Fleischverhältnisses am lebenden Tier erschien deshalb wünschenswert.

3a. Eigene Untersuchungen

Auf Anregung von Herrn Professor Dr. L. KRÜGER hat sich der Verfasser bemüht, eine solche Methode für das Schwein zu finden. Es wurde in Anlehnung an Arbeiten anderer Autoren ([6, 18, 87, 75] und WINNIGSTEDT, zit. [86]) die Dicke des Rückenspeckes im Verhältnis zum Lebendgewicht als geeignetes Maß für die Fettwüchsigkeit angesehen.

Die Ziele der eigenen Untersuchungen waren:

1. zu ermitteln, ob die Rückenspeckdicke im Verhältnis zum Lebendgewicht ein Maß für das Fett : Fleischverhältnis darstellen kann,
2. eine Methode zu finden, die Rückenspeckdicke am lebenden Schwein zu messen,
3. zu prüfen, wie genau diese Methode arbeitet.

Zu diesem Zwecke wurden auf dem Schlachthof der Stadt Worms an einer größeren Anzahl geschlachteter Schweine Messungen vorgenommen.

Registriert wurden:

1. die Gewichte der geschlachteten Tiere,
2. die Lebendgewichte, soweit sie zu ermitteln waren,
3. das Gewicht der Hauptfleischpartien: Kotelett, Kamm, Schinken und Vorderschinken,
4. das Gewicht der Hauptfettpartien: Rücken-, Seiten-, Griff-, Kammspeck und Flomen,
5. die Rückenspeckdicke an 2 Stellen.

Diese wurden so ausgewählt, daß sie am lebenden Tier durch einfache Orientierung sicher aufgefunden werden können und daß sie in höchstmöglichem Maße der ungleichen Verteilung des Rückenspeckes bei verschiedenen Tieren Rechnung tragen.

Die Verteilung des Rückenspeckes unterliegt nämlich starken individuellen Schwankungen; aber bei fast allen Tieren findet man am Kamm dicht vor der Schulter die größte Rückenspeckdicke. In der Lende, direkt vor dem Ansatz des Muskulus glutaeus medius am Muskulus longissimus dorsi findet sich auf einer größeren Fläche ein weiterer Bezirk großer Speckdicke. Von diesen beiden Stellen aus nimmt die Stärke des Speckes nach außen zum Kopf und zum Schwanz hin schnell ab. In Richtung auf den Brustkorb zu findet man Unterschiede, die eine Einteilung in drei Typen gestatten. Typ 1 zeigt einen allmählichen Übergang bis zur Stelle der geringsten Dicke dorsal vom Olekranon. Bei Typ 2 ist der Übergang schroff und der Speck auf einer größeren Strecke am Rücken zwischen den oben beschriebenen Punkten gleichstark. Bei Typ 3, dem eine geringere Anzahl von Schweinen angehört, findet sich eine annähernd gleiche Rückenspeckdicke im gesamten Bereich von den letzten Lendenwirbeln bis fast ans Genick. Dieser Befund deckt sich mit dem Ergebnis der Untersuchungen von HOGREVE [37].

Will man die Rückenspeckdicke mit größtmöglicher Genauigkeit durch eine möglichst geringe Anzahl von Messungen erfassen, so mißt man nach den Erfahrungen des Verfassers am besten an der stets dünnsten Stelle, also dorsal vom Ellbogenhöcker bzw. dem hinteren Rand des Muskulus tensor fasciae antebrachii, und an einer der bei vielen Schweinen dicksten Stellen, am besten vierfingerbreit vor dem Tuber coxae (Hüfthöcker) bzw. dem vorderen Rand des Muskulus tensor fasciae latae. Der Abstand von etwa 7,5 cm ist das Maß für ein 100 kg schweres Schwein. Bei leichteren und schwereren Tieren liegt der Punkt entsprechend weiter kopf- bzw. schwanzwärts. Das Auffinden dieser Punkte bereitet keine Schwierigkeiten.

Die Messung kann am lebenden Tier durch Einstechen einer Nadel in der Medianebene erfolgen. Bei einiger Übung trifft man mit Sicherheit auf das Ligamentum supraspinale oder den Dornfortsatz eines Wirbels. Das Auftreffen der Nadel auf den Dornfortsatz oder das Band ist mit Sicherheit zu spüren. Die Messung kann durch eine Skala an der Nadel sofort abgelesen werden.

Die folgenden anatomischen Verhältnisse sind zu beachten: Das freie Ende der Dornfortsätze der letzten Lendenwirbel des Schweines fällt von craniodorsal nach caudoventral ab. Der Ansatz des im Bereich der Lendenwirbel in die Ligamenta interspinalia übergehenden Ligamentum supraspinale erfolgt nicht in der vollen Länge des freien Endes der Lendenfortsätze, sondern nur etwa in der caudalen Hälfte. Hierdurch kann bei einem Einstich, der ein wenig weiter cranial oder caudal erfolgt, das Meßergebnis um etwa 5—7 mm bei einem 100 kg schweren Schwein schwanken. Das sind bei einem mittelfetten Tier ± 5%.

Erfolgt der Einstich paramedian oder schräg, so gerät die Nadel in die Lendenmuskulatur. Sticht man in ihr ein arterielles Gefäß an, so kann ein Haematom entstehen oder ein Durchsickern von Blut in die Muskulatur erfolgen. Beides bedingt eine Wertminderung der betroffenen Fleischpartien. Durch vorsichtige, geschickte Manipulation dürfte sich ein derartiges Vorkommnis vermeiden lassen. An der vorderen Messungsstelle haben Ungenauigkeiten in der Bestimmung derselben um ca. 3 cm cranial oder caudal keinen wesentlichen, meist überhaupt keinen Einfluß auf das Meßergebnis. Für Abweichungen von der Medianebene gilt das gleiche wie bei der caudalen Messung.

Das Ergebnis der Untersuchung zur Frage 1, ob die Rückenspeckdicke im Verhältnis zum Lebendgewicht ein Maß für das Fett : Fleischverhältnis darstellen kann, muß wegen der unzureichenden Versuchsanstellung verworfen werden (siehe hierzu unter „Kritik der Ergebnisse"). Als Ergebnis zu Frage 2 und 3 wurde eine Methode gefunden, die mit einfachen Mitteln die Messung der Rückenspeckdicke von lebenden Schweinen gestattet. Die Ungenauigkeiten der Messungen sind an der vorderen Maßstelle unbedeutend klein, an der hinteren wurden bei mittelschweren Schweinen (100 kg) Abweichungen von 5—7 mm = ± 5% gefunden.

3b. Kritik der Ergebnisse

Die Feststellung des tatsächlichen Fett : Fleischverhältnisses der geschlachteten Tiere erfolgte in Anlehnung an das Verfahren bei Mastleistungsprüfungen durch Wägung der wichtigsten Fleisch- und Fettpartien nach handelsüblicher Zerlegung. Nach HARING u. GRUHN [34] weicht das so ermittelte Fett : Fleischverhältnis von dem tatsächlichen bis zu 200% ab. Sie geben als gute Ergebnisse liefernde Methode die totale Zerlegung und Trennung aller fetthaltigen Gewebe von der Muskulatur an. Dieser Methode konnte sich der Verfasser leider aus wirtschaftlichen Gründen nicht bedienen. Der hierdurch bedingte Fehler wurde bei den eigenen Untersuchungen noch durch den Umstand vergrößert, daß die Schweine von verschiedenen Metzgern zerlegt wurden, wobei die Schnittführung nicht immer einheitlich gewesen sein dürfte.

Sobald diese Fehlerquellen sich gezeigt hatten, wurde die Untersuchung der Frage 1 abgebrochen, so daß jetzt wegen der geringen Anzahl von Messungen eine nachträgliche Auswertung nicht mehr möglich ist.

Die Untersuchungen der Frage 2 und 3 wurden an 285 Schweinen durchgeführt. Diese Ergebnisse können als gesichert angesehen werden.

Um bessere Angaben über den Fettansatz von Schweinen machen zu können, müßte man auch die Größe des Fettmantels erfassen, wenigstens durch das Längenmaß und den Brust- und Bauchumfang. Die Bestimmung der Bauchspeckdicke würde die Ergebnisse weiterhin verbessern. Es bleiben aber auch dann noch genügend Fehlermöglichkeiten, da die Flächenausdehnung der stärkeren Fettpolster nicht zu ermitteln ist.

Die Bemühungen sind auf die Ermittlung von individuellen Unterschieden im Fett : Fleischverhältnis ausgerichtet in der Hoffnung, aus der Beobachtung derartiger Unterschiede bei gesunden, unter gleichen Umweltverhältnissen stehenden Schweinen auf Erbanlagen schließen zu können. In der Tat fanden sich bei den Mastleistungsprüfungen, d. h. unter gleichen Umweltverhältnissen, bedeutende individuelle Unterschiede im Fett : Fleischverhältnis [69]. Die GFV hängt außer von der Art des Ansatzes noch von anderen Faktoren ab (s. o.). Entsprechend sind die individuellen Unterschiede in der GFV bei der Schweinemast bedeutend [91].

4. Andere Untersuchungen über die GFV

Bei der Junghähnchenmast scheinen die Verhältnisse etwas anders zu liegen. Nach HINKE [36] und JULL [40] wird bei ihr die GFV in erster Linie von der Leistung und diese von der Freßlust bestimmt, während das Fett : Fleischverhältnis kaum Bedeutung hat.

Auf die GFV bei Lebensleistungen übt das Verhältnis von Aufzuchtfutter zu dem in der Nutzungsperiode gereichten Futter einen gewissen Einfluß aus. Dieser ist um so größer, je länger die Aufzucht und je kürzer die Nutzung dauert [56]. Frühe Nutzung und lange Lebensdauer heben die GFV. Entsprechend erscheinen als Zuchtziele bei vielen Zuchten landwirtschaftliche Nutztiere Frühreife, Frohwüchsigkeit und Langlebigkeit.

Die Frage, ob eine frühe Zuchtbenutzung der Rinder mit langer Lebensleistung zu vereinbaren ist, konnte von HINRICHSEN (zit. [11]) positiv entschieden werden. Auch die Erfahrungen der holländischen Rinderzucht sprechen dafür [11]. Beim Pferd finden wir im Vollblüter frühe Arbeitsleistung und Langlebigkeit kombiniert.

Nach dem im vorhergehenden Kapitel Gesagten kann die GFV durch Verlängerung der Nutzungszeit und Kürzung der Aufzuchtzeit noch verbessert werden. Bei der Mast mit Ausnahme der Junghähnchenmast wird durch den Energiegehalt der Körpersubstanz in die Frage der Futterverwertung ein neuer Gesichtspunkt hineingetragen. Für die Beurteilung desselben am lebenden Schwein wurde eine Methode gefunden, die aber nicht befriedigte.

IV. Die wirtschaftliche Futterverwertung (WFV).

1. Übersicht über das Problem

Legt man an den Futteraufwand und die Leistung den Geldmaßstab an, so unterliegt die Futterverwertung einer Reihe weiterer Faktoren. Deswegen wurde der Futterverwertungsbegriff hierfür als WFV von den anderen abgetrennt. Die WFV stellt das Verhältnis des Verkaufswertes der tierischen Leistung zum Wert des gesamten Futteraufwandes dar. Die Zufälligkeiten des Marktes, denen besonders die Schweinemast unterworfen ist [59], seien hierbei außer Acht gelassen. Es sei auch nur erwähnt, daß die Geldrechnung unter bestimmten Voraussetzungen keine neuen Gesichtspunkte ins Blickfeld zieht, z. B. bei gleichförmiger Fütterungs- und Absatzlage.

Von diesen beiden Fällen abgesehen wirft die WFV folgende Probleme für den Tierzüchter auf:

1. Qualität des Erzeugnisses,
2. jahreszeitlich bedingte Unterschiede der Futterkosten,
3. jahreszeitlich bedingte Unterschiede der Erzeugungsmöglichkeit,
4. durch die Konzentration (Nährwert je Futtermitteleinheit) bedingte Unterschiede der Futterkosten.

An dieser Stelle soll nur auf die letzten drei Punkte eingegangen werden.

2. Jahreszeit und Futterkosten

Die durch die Jahreszeit bedingten Unterschiede der Futterkosten sind auf die für die Konservierung nötige Arbeit, die Lagerverluste und die Verfütterung konzentrierter Futtermittel in den Zeiten, in denen andere nicht anfallen, zurückzuführen. Besonders groß wird der Unterschied des Futterwertes in vielen Betrieben durch den Umstand, daß in Zeiten der Futterschwemme nicht genügende Mengen von dem leichtverderblichen Futter konserviert werden, es dadurch billig erscheint und überreichlich verfüttert wird. In den übrigen Jahreszeiten klaffen dann Futterengpässe, die durch Gärfutter, Heu, Troblaco und dergleichen billig geschlossen werden könnten, stattdessen aber die verhältnismäßig teueren Handelsfuttermittel erfordern oder gar zu Hungerzeiten werden, was die Futterverwertung noch mehr drückt (s. o.). Dabei ist festzuhalten, daß sich (in USA) durch konserviertes Grünfutter mehr

Nährwerte je Arbeitsstunde erzeugen lassen als durch Getreideanbau (GRAVES u. SHEPHERD, zit. [58]).

Von einer Depotwirtschaft durch Mästen der Kühe in Zeiten starken Futteranfalls in der Hoffnung, in knappen Zeiten die Körpersubstanz in Milch umzuwandeln, sicht man besser ab. Es entstehen hierbei Verluste durch die Verminderung des Nettoenergie-Gehaltes je Brutto-Kalorie bei der hohen Ration [26, 27, 84], durch Erhöhung des Erhaltungsbedarfes der schwereren Tiere, durch Wärmebildung beim Umsatz des Depotfettes in Transportfett [14] und durch Senkung der Milchleistung während der Mangelzeit.

3. *Jahreszeitlicher Rhythmus der Leistung*

Die Erzeugungsmöglichkeiten bestimmter tierischer Produkte, z. B. Eier, sind aufgrund der Periodizität in den einzelnen Jahreszeiten unterschiedlich. Als Folge davon unterliegen die Preise für derartige Produkte gleichartigen jahreszeitlichen Schwankungen. Zur Verbesserung der WFV kann man den Jahresrhythmus bei Hühnern durch Beleuchtung ändern und die Hauptleistungsperiode in eine Jahreszeit verlegen, in der Hühner im allgemeinen wenig legen und der Eierpreis hoch ist. Die gesamte Jahres-Legeleistung — und mit ihr die PhGFV — kann durch eines dieser Verfahren, die Zwangsmauser im Sommer, gesenkt und die WFV doch gehoben werden [40, 83].

4. *Konzentriertes Futter und Futterkosten*

Die Tatsache, daß konzentrierte Futtermittel teuerer sind als voluminöse, wasser- und rohfaserreiche, kann den Effekt der mit höherer Leistung besser werdenden Futterverwertung der Milchkühe aufheben, wenn nicht großes Aufnahmevermögen und Freßlust die Versorgung des Tieres mit den nötigen Nährstoffen durch wenig konzentrierte Futtermittel gewährleisten. (Hierzu sei ergänzend bemerkt, daß das durch frische Futtermittel meist leichter möglich ist als durch konservierte.) So zeigt die Darstellung von MC DOWELL (zit. [58]) bei Milchleistungen über ca. 4500 kg/Tier/Jahr keine Verbesserung der WFV mehr. Auch PETERSEN [58] fand bei besserer Fütterung höhere Milchleistung, aber schlechtere WFV.

Auf die Möglichkeit, in der Schweinemast billige Futtermittel zu verwerten, auch wenn sie nicht so gute Zunahmen gewährleisten, weist BÜNGER [15, 16] hin. Er fand bei der Verfütterung von Molke als Grundfutter (1 kg Schrot als Beifutter) geringere Zunahmen (632 g täglich), um 6% bessere GFV und um 22% bessere WFV als bei Schrot als Grundfutter mit 810 g täglicher Zunahme.

So können jahreszeitliche Preisschwankungen und höhere Futterkosten bei der Verwendung konzentrierter Futtermittel die WFV in einer Weise beeinflussen, die durchaus in Rechnung zu stellen ist.

Zusammenfassung

1. *Zur Begriffsbestimmung*

Im Rahmen dieser das gesamte Gebiet der Futterverwertung betreffenden Arbeit wurden vier Fragenkomplexe aufgeworfen:

1. Wie verhält sich der Umsatz der Energie des Leistungsfutters zum Energiegehalt der Leistung?
2. Wie verhält sich der Umsatz der Energie des Gesamtfutters zum Energiegehalt der Leistung?
3. Wie verhält sich der Umsatz der Futtermenge zur Leistung in handelsüblichem Maß?
4. Wie verhält sich der Umsatz des Wertes des Futters zum Wert der Leistung?

Für jede Frage wurde ein Begriff eingesetzt, der die Leistungseinheit in Prozent der Futtereinheit angibt. So weit die Verständlichkeit und das System der Begriffsnomenklatur nicht darunter leiden mußten, wurden die gebräuchlichen Begriffe verwendet oder aus dem Englischen übersetzt.

Zum einzelnen:

1. Das Verhältnis der Energie im Leistungsfutter zum Energiegehalt der Leistung wurde als „Physiologische Leistungsfutterverwertung" (PhLFV) bezeichnet.
2. Den Energieanteil des Gesamtfutters, der in der Leistung wiedererscheint, gibt die „Physiologische Gesamtfutterverwertung" (PhGFV) an.
3. Das Verhältnis der Leistung in handelsüblichem Maß zum Futter drückt die „Gesamtfutterverwertung" (GFV) aus.
4. Den Wert der Leistung zum Wert des Futters betrachtet die „Wirtschaftliche Futterverwertung" (WFV).

2. *Ergebnisse der Arbeit*

Folgende Ergebnisse der vorliegenden Arbeit dürfen als gesichert angesehen werden:

1. Die PhLFV bei der Milchleistung von Kühen ist nicht gleich.
2. Eine brauchbare Methode zur Erfassung dieser Unterschiede stellt die Ermittlung des *Futterverwertungsgrades* (FVG) dar.
3. Diese Unterschiede sind auf ungleiches Verdauungs- und Stoffwechselvermögen sowie verschiedene Verluste bei diesen Vorgängen zurückzuführen. Zahlreiche Untersucher fanden Einflüsse der Umwelt auf diese Vorgänge sowie bei gleichen Umweltverhältnissen individuelle Unterschiede im Ablauf derselben.
4. Der Einfluß der PhLFV auf die PhGFV ist bei hohen Leistungen höher als bei geringen, der Einfluß der Leistungshöhe und des Erhaltungsbedarfes umgekehrt bei geringen Leistungen höher als bei hohen.
5. Die PhGFV kann durch unzweckmäßige Futterzuteilung gedrückt werden. Voraussetzung für eine genaue Ermittlung der PhGFV eines Tieres ist seine optimale Fütterung.
6. Ein direkter, kausaler Zusammenhang zwischen PhGFV und Lebendgewicht kann nicht festgestellt werden. Im Ganzen gehören jedoch die leichteren Kühe dem zu besserer FV bei Milchleistung neigenden Stoffumsatztyp an, bei dem die Organe, von denen die Leistung abhängt, relativ groß und leistungsfähig sind.

7. Hypothyreoidismus schließt eine gute FV bei der Jungtiermast aus.
8. Die Abhängigkeit der GFV von der Höhe der Zunahmen und dem Fettansatz erklärt die Tatsache, daß die GFV bei der Schnellmast der Schweine ein Optimum bei bestimmten mittleren Zunahmen aufweist.
9. Die Messung der Rückenspeckdicke lebender Schweine ist möglich. Der Wert derartiger Messungen ist jedoch nicht eindeutig erwiesen.
10. Die Ermittlung der FV nach dem Geldwert gibt, abgesehen von Zufälligkeiten des Marktes, zu einer Reihe von grundsätzlichen Fragen Anlaß, die über den Rahmen der GFV hinausreichen.

Folgende Fragen bleiben offen:

1. Wie ist die Änderung des Energiegehaltes des Tierkörpers am genauesten und einfachsten zu erfassen?
2. Kann die Physiologie bessere Angaben über die FV eines Tieres liefern als die Anatomie?
3. Kann man Respirationsversuche zur Ermittlung der Art des Ansatzes durch Vereinfachungen für die Züchtung auf FV anwendbar machen?
4. Wodurch werden Aufnahmervermögen und Freßlust gesteuert? Eine diesbezüglich aufgestellte Theorie kann vielleicht die Richtung dazu weisen.
5. Kann man einen Einblick in den Hormonhaushalt des Tieres nehmen und ihn für die Züchtung auf FV verwenden?

Die Ergebnisse gestatten folgende Schlüsse für die praktische Tierhaltung:

1. Die Verbesserung der FV der Milchkühe (PhGFV) ist in erster Linie durch Leistungssteigerung möglich, jedenfalls solange die Durchschnittsleistung noch gering ist. Dagegen ist die FV der Mastschweine (GFV), soweit mittelhohe Durchschnittszunahmen erreicht sind, im Ganzen nicht mehr durch Leistungssteigerung zu verbessern; es sei denn, daß höhere Zunahmen ohne Vermehrung des Fettansatzes erreicht werden können. Daneben sind Maßnahmen, die die Gesundheit und das Wohlbefinden der Nutztiere (insbesondere der Milchkühe) heben, zur Verbesserung der FV heranzuziehen.
2. Zur Frage der Größe der Nutztiere ist zu empfehlen, nicht auf die absoluten Körpermaße zu achten, sondern der Ausbildung und Leistungsfähigkeit der Organe Bedeutung zuzumessen, von denen die Leistungshöhe abhängt; also neben dem Leistungsorgan dem Verdauungs-, Atmungs-, Kreislauf- und Ausscheidungsapparat.

Die Wissenschaft kann aus den Ergebnissen dieser Arbeit folgende Folgerungen ziehen:

1. Bei hohen Leistungen der landwirtschaftlichen Nutztiere ist der PhLFV besondere Bedeutung zu widmen.
2. Die physiologischen Merkmale der Nutztiere sind bei künftigen Untersuchungen über die FV mit zu beachten.
3. Voraussetzungen für brauchbare Ergebnisse von Untersuchungen über die FV sind optimale Fütterung und das Freisein von Krankheiten.

Literaturverzeichnis

[1] ARCULARIUS, H.: Veränderungen von Formen, Organen und Leistungen der Tiere durch verschiedene Aufzuchtmethoden, DTW 17/18, 1951.
[2] AXELSSON, J.: Das Proteinoptimum und die Futtermittelbewertung der Schweine, Bied. Zbl. 13, 376, 1941.
[3] — Das Futterverdauungsvermögen der Pferde, Bied. Zbl. 13, 399, 1941.
[4] — Das Futterverdauungsvermögen der Schweine und seine Konsequenzen für die Bewertung des Schweinefutters, Bied. Zbl. 13, 413, 1941.
[5] — Das Futterverdauungsvermögen der Wiederkäuer, Bied. Zbl. 14, 212, 1942.
[6] — Futterverbrauch und Wachstum der Mastschweine, Z. Tierzü. u. Zübio. 55, 143, 1943.
[7] BAKEJEWA, E. M.: Der Einfluß hefebehandelten Futters auf die Speichelabsonderung der Ohrspeicheldrüse des Schweines, R. Zükd. 16, 362, 1941.
[8] BAYER, E.: Beiträge zur Zweikomponententheorie des Hungers, R. Bied. Zbl. 2, 447, 1931.
[9] BENEDICT, F. G.: Methoden zur Bestimmung des Gaswechsels bei Tieren und Menschen, Abderh. Hb. IV, 10, 227—439.
[10] — u. RITZMANN: Schwanken des Grundumsatzes der Milchkuh, R. Zükd. 11, 215, 1936.
[11] BIEDERMANN, F. O.: Untersuchungen über die Gesamtfutterverwertung und die physiologische Futterverwertung bei Milchkühen und deren Beziehung zu Leistung und Gewicht, Diss. Gießen 1951.
[12] BLAU, G.: Milchleistung, Milchleistungswerte und Futterverwertung in der Kurhessisch-Waldeckschen Rotbuntzucht, Diss. Gießen, 1948.
[13] BREIREM, K.: Erhaltungsstoffwechsel des wachsenden Schweines, Bied. Zbl. 8, 463, 1936.
[14] BRODY, S.: Bioenergetics and Growth, Reinhold, N. Y. 1945.
[15] BÜNGER, H.: Schweinemastversuche mit starker Molkefütterung, Bied. Zbl. 1, 539, 1930.
[16] —, AUGUSTIN, SCHULTZ, FISSMER u. SCHELPER: Mastversuche mit Fettschweinen, Bied. Zbl. 8, 208, 1936.
[17] CAROLL, W. E., MITCHELL u. HUNT: Potassium jodide as a mineral supplement in paired feeding experiments with growing swine, R. Bied. Zbl. 2, 434, 1932.
[18] CLAUSEN, H.: Die Mastleistungsprüfungen und deren Erfolg für die Futterverwertung und die typenmäßige Entwicklung der dänischen Schweinerasse, Zükd. 22, 204, 1951.
[19] DIAKOW, M. J.: Untersuchungen über die Verdaulichkeit, Stoff- und Energiewechsel bei Hühnern als Grundlage für die rationelle Fütterung des Geflügels, Tierernä. Tierzü. 7, 571, 1932.
[20] DUCKSTEIN, F.: Die Bedeutung des Duerst'schen Kostalgoniometers (Rippenwinkel) zur Ermittlung der Milchleistungsveranlagung beim Rinde, Tierernä. Tierzü. 4, 483, 1930.
[21] DUERST, J. U.: Grundlagen der Rinderzucht, Verl. Springer, Berlin 1931.
[22] EDIN, H. u. ERIKSSON: Einige mit Pferden ausgeführte Verdauungsversuche, R. Bied. Zbl. 1, 616, 1930.
[23] EHRENBERG, P. u. BRIESE: Zur Frage der Kälteeinwirkung auf den Milchertrag, Zükd. 7, 214, 1932.
[24] ESPE, D.: Secretion of Milk, Jova State College Press, 1948.
[25] FERBER, K. E.: Die Veränderungen der Infusorienzahl im Pansen der Wiederkäuer im Zusammenhang mit den Veränderungen des Eiweißumsatzes, R. Bied. Zbl. 1, 126, 1930.
[26] FORBES, E. B. u. Mitarb.: Further studies of the energetic metabolism of cattle in relation to the plan of nutrition, R. Bied. Zbl. 2, 157, 1931.
[27] — u. KRISS: Der Energiewechsel des Rindes in Beziehung zur Größe der Nahrungsaufnahme, Bied. Zbl. 4, 215, 1932.
[28] —, LE ROY u. VORRIS: Der Aufwand von Futterenergie für die Milchenergie bei der Kuh, R. Zükd. 5, 160, 1933.
[29] FRIESE, H.: Gewinnbringende Entenmast, Pfennigstorff, Stuttgart und Berlin.
[30] GERHARTZ, H.: Belastungsproben der Atmung, Abderh. Hb. Abt. V, T. 9, 2—88.
[31] — Belastungsproben des Kreislaufes, Abderh. Hb. Abt. V, T 9, 89—190.
[32] GOLDSTEIN, S.: Die Bedeutung des Ballastes als Nahrungsfaktor, Juris, Zürich, 1950.
[33] GROEBBELS, F.: Die Verdauung bei der Hausgans untersucht mit der Methode der Dauerkanüle, R. Bied. Zbl. 2, 277, 1931.

[34] HARING, F. u. GRUHN: Zur Methodik der Bestimmung des Fett : Fleischverhältnisses bei Mast- und Schlachtleistungsprüfungen an Schweinen, Zükd. 21, 267, 1950.
[35] HÄSLER, K.: Der Einfluß verschiedener Ernährung auf die Größenverhältnisse des Magen-Darmkanals bei Säugetieren, Tierzü. u. Zübio. 17, 339, 1930.
[36] HINKE, F. A.: Ein Beitrag zur Kenntnis der Variabilität der Futterverwertung und des Schlachtergebnisses von Jungmasthähnchen, Diss Breslau, 1934.
[37] HOGREVE, F.: Ausbau eines neuen Forschungsweges zur Bestimmung der Fettwüchsigkeit und Fettleistung in verschiedenen Mastabschnitten beim lebenden Schwein verschiedener Rassenzugehörigkeit, Tierzü. u. Zübio. 40, 377, 1938.
[38] HURD, L. M.: Modern Poultry Farming, Macmillan, New York 1944.
[39] JULL, M. A.: Poultry Husbandry, McGraw-Hill, New York-London, 1930.
[40] — Successful Poultry Management, McGraw-Hill, New York-London, 1943.
[41] KELLNER, O.: Die Ernährung der landwirtschaftlichen Nutztiere, Berlin, 1906.
[42] KEMPSTER, H. L.: Der Einfluß der Sommertemperatur auf das Kückenwachstum, R. Zükd. 14, 235, 1939.
[43] KLEIBER, M.: Tiergröße und Futterverwertung, Bied. Zbl. 5, 1, 1933.
[44] KLEIN, W. u. STEUBER: Die Methodik des Gaswechsels an großen Tieren, Abderh. Hb. Abt. IV, T. 10, 675.
[45] KWASNIZKIJ, A. W.: Die Verdaulichkeit der Futtermittel und der N-Haushalt bei Ferkeln im Säuglingsalter, R. Zükd. 16, 256, 1941.
[46] KRIZENECKY, J.: Über die Unverlässigkeit der Berechnung des sogenannten relativen Nährstoffverbrauches bei der Milchproduktion, Zükd. 16, 171, 1941.
[47] — Zur Frage der relativen Nutzleistung bei Kühen, Zükd. 16, 225, 1941.
[48] LARINOV, W. TH. u. KUSMINA: Die innere Sekretion der Schilddrüse und die Dynamik der Gefiederentwicklung bei Tauben; I. Federregeneration und Mauser bei Hyperthyreose, R. Zükd. 6, 239, 1931.
[49] LEHMANN, F.: Die Lehre von der Fütterung und Mast des Schweines, Pfennigstorff, Berlin 1944.
[50] MANGOLD, E.: Handbuch der Ernährung und des Stoffwechsels der landwirtschaftlichen Nutztiere, Band II, Springer, 1930.
[51] — Handbuch der Ernährung und des Stoffwechsels der landwirtschaftlichen Nutztiere, Band IV, Springer, 1932.
[52] MAYNARD, L. A.: Animal Nutrition, McGraw-Hill, New York-London.
[53] MEHNER, A.: Über die Eignung von Thiouracil zur Steigerung der Mastleistung, Zkd. 22, 1950.
[54] — Untersuchungen über Ertrag und Verzehr an Weidefutter und Milchleistung, Zükd. 22, 32, 1950/51.
[55] — Versuch über Legeleistung und Futterverwertung von Leghornhennen mit schweren und leichten Körpergewichten, Zükd. 22, 178, 1950/51.
[56] — Das gegenseitige Verhältnis der drei Nutzungsrichtungen beim Rind, Zükd. 22, 228, 1950/51.
[57] PARISI, O.: Der Einfluß der Kälte auf die Eierlegetätigkeit, R. Tierzü. u. Zübio. 26, 134, 1933.
[58] PETERSEN, W. E.: Dairy Science, Lippincott, Chicago — Philadelphia — New York.
[59] RICHHARDSEN, A.: Einheitsausdruck für die Futterverwertung zur Steigerung der Futterausnutzung in unseren landesüblichen Betrieben, Mitt. d. D.L.G. 41, 50, 1926.
[60] RICHTER, K.: Jod in der Schweinemast, Zükd. 5, 4, 1930.
[61] —, FERBER u. ODAISKY: Der Futterwert von gewaschenen und zerkleinerten Rübenblättern und -köpfen im Vergleich mit dem Ausgangsmaterial bei der Fütterung an Milchkühe, Bied. Zbl. 2, 233, 1931.
[62] — Die Grundlagen wirtschaftlicher Milch- und Fleischerzeugung, Arch. DGL 3, 378, 1949.
[63] — Die Wirkung von Methylthiouracil bei älteren Mastschweinen und Läufern, Lw. Jb. f. Bayern 1/2, 73, 1951.
[64] RÖMER, R. R.: Nutzbringende Geflügelwirtschaft, Ulmer, Stuttgart, 1947.
[65] SAHLI, H.: Die Sphygmobolometrie oder dynamische Pulsuntersuchung, Abderh. Hb. Abt. V, T. 4/II/2, 1775—1884.

[66] SCHARRER, K. u. SCHROPP: Fütterungsversuch mit Jod an Hühner, Bied. Zbl. 4, 249, 1932.
[67] — —, SCHWAIBOLD: Milchertrag und Milchjodspiegel von Milchkühen auf jodgedüngten Weiden, Bied. Zbl. 5, 676, 1933.
[68] SCHEUNERT, A., TRAUTMANN, KRZYWANEK: Lehrbuch der Veterinärphysiologie, Parey, Berlin, 1944.
[69] SCHMIDT, J. u. VOGEL: Bericht über die Schweineleistungsprüfung in der Provinz Hannover, Zükd. 5, 5, 1930.
[70] — KLIESCH u. KÄMPFFER: Schweinemastversuche unter Einschränkung der Futterzuteilung„ R. Zükd. 15, 178, 1940.
[71] — u. LAUPRECHT: Vergleichende Untersuchungen über die Milchleistungen von Kühen dreier Milchviehrassen, Zükd. 18, 227, 1943.
[72] — Größe, Gewicht und Futterverwertung beim Rind, N. Mitt. f. d. Lw. 8, 1948.
[73] SCHRÖDER, W.: Das Problem einer dynamischen Modifikation des Darmvolumens beim Schwein, Tierer. u. Tierzü. 1, 245, 1929.
[74] — Über die Bedeutung des Schweinedarmes für den individuellen quantitativen Nährstoff- und Futterverzehr,Tierer. u. Tierzü. 1, 494, 1929.
[75] SCOTT, E. L. u. BLOCK: A method for removing fat samples from living hogs, R. Zükd. 6, 337, 1931.
[76] SKRASHINSKAJA, M.: Der Einfluß mehrmaliger Injektionen von Laktogen auf die Milchleistung, R. Zükd. 14, 334, 1939.
[77] SMITH, W. W.: Pork Produktion, Macmillan, New York, 1937, S. 136/47.
[78] SOHNER, A.: Untersuchungen über den Wert künstlicher Beleuchtung bei der Kückenaufzucht, R. Bied. Zbl.2, 440, 1931.
[79] STAHL, W. u. WARMKROSS: Versuche zur Jodwirkung bei Mast und Aufzucht der Schweine, R. Bied. Zbl. 2, 434, 1931.
[80] SVENSSON, G. H.: Die Schnell-Melkmethode, Zükd. 21, 80, 1949/50.
[81] VERZAR, F.: Die Bestimmung des Blutgaswechsels einzelner Organe, Abderh. Hb. Abt. IV, T. 10, 985.
[82] VOIGT, J. M.: Potenzierung der Ausnutzung durch gemischte Nahrung, Pflügers Arch. 234, 570, 1934.
[83] WAITE, R. H.: Poultry Science and Practice, McGraw-Hill, New York — London, 210—217, 1929.
[84] WIEGNER, G. u. GHONEIM: Über die Formulierung der Futterwirkung, Bied. Zbl. 2, 193, 1931.
[85] WITT, M.: Die Körperentwicklung, Futteraufnahme und Futterverwertung beim schwarzbunten Tieflandrind, Kühn Arch. 51, H. 3, 385, 1939.
[86] WITT, M.: Zur Frage der Futterverwertung, D. Tierzuhft. 7, 11, 1948.
[87] ZAWADOWSKY, M. M. u. VOROBIEWA: Über die Frage der Beziehung zwischen der Hypophyse und der Schilddrüse im Organismus, R. Zükd. 16, 92, 1941.
[88] ZORN, W. u. SCHNEIDER: Milchleistungsanlagen bei rasselosen Milchkühen, Lw. Jb. LXXV, 311, 1932.
[89] ZORN, W., BRÜGGEMANN u. BÜNGER: Ein Beitrag zur Frage der Futterverwertung von Saugfohlen, Bied. Zbl. 11, 1, 1929.
[90] ZORN, W., BRÜGGEMANN u. MOLDRICKY: Untersuchungen über die Beziehungen zwischen der Schilddrüse und dem Masterfolg bei Schweinen, R. Zükd. 15, 267, 1940.
[91] ZORN, W.: Futterverwertung als Leistungs- und Zuchtziel, Tierzu. Reihe H. 3, Lutzeyer, Minden.
[92] ZORN, W.: Futterdankbarkeit und Futterverwertung im Lichte der Forschungsergebnisse, D. Tierzuhft. H. 3, 1, 1948.
[93] ZORN, W. u. RICHTER: Die hormonale Beeinflussung der Milchbildung. Die Wirkung von „Jodkasein — Hoechst“ auf die Milchsekretion bei Kühen. Lw. Jb. f. Bayern 1/2, 1950.

FSC
www.fsc.org
MIX
Papier | Fördert gute Waldnutzung
FSC® C083411

Zeitfracht Medien GmbH
Ferdinand-Jühlke-Straße 7
99095 Erfurt, Deutschland
produktsicherheit@kolibri360.de